혼자서도 병원비 걱정 없습니다

혼자서도 병원비 걱정 없습니다

뜻밖의 병원비에 대처하는

건강관리와 의료비용 가이드

글 양광모

edit

아파도

서럽지 않도록

혼자 사는 사람이 빠르게 늘고 있다. 통계청에서 실시한 인구주택총조사에 따르면 우리나라 1인가구 수는 2000년 222만 가구에서 2018년 584만 가구로 263.1% 증가했다고 한다.[1] 가정을 꾸려야 한다는 전통적인 부담에서 벗어나 홀로 자유로운 삶과 일을 병행하는 사람이 많아지고 있는 것이다.

하지만 그런 삶이 항상 만족스러운 것은 아니다. 한 취업포털에서 혼자 사는 사람들이 가장 서러울 때를 조사한 결과, 몸이 아플 때가 52.5%로 가장 높았다.[2]

그럴 만도 하다. 사람은 아플 때면 스스로 인식하지 못한 사이에 환자 역할sick role[3]을 한다. 그 특징 중 하나가 집안일이나 해야 할 일을 다른 이에게 미루고 의지하는 것인데, 혼자 사는 사람은 이럴 수 없다. 그러니 서러울 수밖에.

서럽지 않으려면 아프지 말아야 한다. 다행히 어느 정도 노력으로 많은 질병을 예방할 수 있다. 예를 들어 독감과 같은 급성 전염병은 개인위생을 철저히 하면 막을 수 있다. 맞다. 뉴스에 자주 나오지만 무심코 흘려버리는 그 이야기다. 전염병에 대처하는 방법으로 손 씻기를 강조하는 이유가 있다. 공기를 통해 감염되는 질병이라 하더라도 실제 바이러스가 기도로 직접 침투하는 경우는 생각보다 훨씬 적기 때문이다. 그보다 바이러스가 묻은 손으로 코나 입을 만져서 감염되는 경우가 더 많다.[4] 감기와 독감뿐 아니라 사스SARS, 메르스MERS, 콜레라, 이질, 유행성 눈병(유행성각결막염, 급성출혈성결막염), 최근에 유행한 코로나바이러스감염증-19COVID-19(이하 코로나19) 등에 감염되지 않도록 하는 데도 손 씻기가 효과적이라는 사실이 과학적으로 증명되었다.

이 밖에 다양한 질병에도 관심을 가져야 한다. 누구나 겪을 수 있는 상해부터 운동하다 일어날 수 있는 근육 손상이나 골절, 나이가 들면서 생길 가능성이 높은 암 등도 구체적으로 알 필요가 있다.

오직 건강 정보를 공부하라는 뜻이 아니다. 개인적 관심을 넘어 개인과 사회가 지출해야 하는 의료비가 어느 정도인지, 그리고 어떻게 하면 우리나라 의료제도를 더 발전시킬 수 있을지 고민해야 한다. 당장 부족한 부분이 무엇이고 앞으로 어떻게 더 나아질 수 있는지 고민할 의무와 권리가 모든 사람에게 있다.

《혼자서도 병원비 걱정 없습니다》는 그런 목적을 충족시키기 위해 만들었다. 물론 질병에 대한 정보도 제공하지만, 그에 관해 더 자세한 내용은 관심만 있으면 쉽게 인터넷에서 찾아볼 수 있다. 포털 사이트 네이버에 올라온 유명한 대형 병원의 건강 정보는 대개 신뢰할 수 있는 자료다. 하지만 의료비용에 대해서는 원하는 답을 찾기 어렵다. 간혹 올라온 자료가 있어도 일반화할 수 없는 경우가 대부분이다.

이 책은 건강보험심사평가원에서 수집한 실제 통계를 바탕으로 작성했다. 부족한 부분은 언론 기사를 인용했고 자세한 내용을 확인할 수 있도록 주석에 해당 기사의 주소를 남겼다. 주요 내용도 주석에 기재해 굳이 찾아보지 않아도 알 수 있도록 했다. 지금으로서는 최선의 데이터라고 할 수 있으나 변함없는 진리라고 이야기하기는 힘들다. 현재로서는 가장 최신 정보이기에 그 나름의 최선이라는 뜻이다.

본문 내용 중 바뀌는 것이 생길 수 있기에 되도록 통계와 함께 보도된 시기를 표시했다. 의료와 관련된 법이 잘 바뀌지는 않지만 간혹 제도가 달라질 수 있다. 시간이 지나면서 질병통계가 변한다는 점도 감안해야 한다. 그 외에 잘못된 부분을 발견한다면 출판사로 연락하길 바란다. 적극적으로 검토할 것이고, 그로써 더 풍성한 의견을 나눌 수 있길 기대한다.

책을 내면서 '혹시라도 내가 몸담고 있는 병원에 누가

되지 않을까?' 하는 생각에 부담감이 적지 않았다. 그럼에도 출간을 결심한 이유는 부족한 나를 도와주신 여러 교수님이 계셨기 때문이다. 내용을 감수해주신 성균관대학교 의과대학 삼성서울병원 소아청소년과 조희연 교수님, 순환기내과 이승화 교수님, 가정의학과 신동욱 교수님, 응급의학과 이세욱 교수님, 마취통증의학과 박정찬 교수님, 의료인문학교실 김형진 교수님께 진심으로 감사드린다. 이들 교수님 덕분에 치명적인 오류를 바로잡을 수 있었다. 또 분에 넘치는 추천사를 써주신 성균관대학교 의과대학 최연호 학장님과 건강의학센터 최윤호 센터장님께도 존경과 감사의 인사를 드린다.

마지막으로 존재만으로 힘이 되는 우리 가족에게도 고마움을 전한다. 아내에게는 큰 빚을 졌다. 무심한 나를 믿어주고 묵묵히 지지해준 덕에 오롯이 책에 집중할 수 있었다.

혼란스러울 만큼 건강 정보가 넘쳐나는 세상에서, 《혼자서도 병원비 걱정 없습니다》가 합리적인 의료 소비를 택하는 데 도움을 주는 책으로 독자에게 가 닿기를 소망한다.

2020년 5월
일원캠퍼스 연구실에서
양광모

1 2019년 11월에 배포한 통계청 인구총조사 자료. 1인가구는
   2015년 27.2%에서 2018년 29.3%로 늘어나 주된 가구
   형태가 되었다.

2 2014년 1월 취업포털 인크루트가 1인가구 회원 476명을
   대상으로 조사한 결과다.

3 미국 사회학자 탤컷 파슨스Talcoott Parsons가 처음 내세운
   개념으로, 질병에 걸린 환자가 취하는 일정한 행동 양식을
   일컫는다. 병자 역할로 번역하기도 한다.

4 질병관리본부는 손 씻기로 감염성 질환 70%를 예방할 수
   있다고 밝혔다.

병원비 영수증 이해하기

종합병원에서 발행하는 영수증을 받아 본 적이 있는 사람
은 많지만 그 내용을 자신 있게 모두 이해하는 사람은 극히
드물다. 이해하지 못해도 부끄러워할 일은 아니다. 봉직의
(병원에 소속되어 월급을 받는 의사) 중 상당수가 영수증을 제대
로 살펴본 적도 없고 제대로 볼 줄 모르기도 한다.

영수증 위쪽을 보면 병원에 등록된 환자 번호와 이름
이 있다. 병원에서 영수증을 받았을 때 가장 먼저 확인해야
할 부분이다. 그다음에 확인할 것이 내야 할 총금액이다.
이는 [납부한 금액]에 기재되어 있다. 이에 따라 지출한 의
료비는 연말정산할 때 자동으로 국세청에 신고된다. 간혹
빠지는 경우에는 병원 영수증을 제출하면 된다.

내용에 이상이 있다고 생각되면 어떻게 해야 할까? 두
가지 방법이 있다. 우선 병원 원무과 담당자에게 영수증 내
용이 맞는지 물어보는 것이다. 터무니없는 비용이라고 생각
했던 것도 듣고 보면 납득되는 경우가 많다. 그래도 이해되
지 않으면 건강보험심사평가원(이하 심평원)의 민원서비스를
이용하면 된다. 심평원의 역할 중 하나가 이런 내용을 확인
하는 것이니 미안해하지 말고 활용하자.

참고로 심평원은 대한민국 정부가 2000년 7월 1일에 만든 준정부기관으로, 우리가 세금으로 낸 돈이 제대로 쓰였는지 감시하는 역할을 맡고 있다. 보험료를 걷고 건강검진을 하는 국민건강보험공단과 마찬가지로 보건의료 영역에서 매우 중요한 기능을 담당한다.

병원 영수증을 어느 정도 이해하면 더 편리하게 의료기관을 이용할 수 있다. 그러기 위해서는 먼저 영수증 항목 중 [급여]와 [비급여]를 알아야 한다. 급여라고 하는 것은 우리가 세금처럼 낸 건강보험료가 지원되는 항목이다. 반면 비급여는 건강보험 적용 대상이 아니다.

왜 이렇게 복잡할까? 병원이 환자들 골탕 먹이려고 영수증을 복잡하게 만든 것은 아니다. 이 영수증은 '국민건강보험 요양급여의 기준에 관한 규칙 제7조'에 따라 발급되는 것이라 병원이 마음대로 바꾸지 못한다. 조금 시각을 달리하면 국가가 국민에게 알려주고 싶은 내용이 많아서 복잡해진 것이라 볼 수도 있다.

현재 형식의 영수증은 '국가가 부담하는 비용이 크다'는 점을 상당히 강조한다. [급여] 항목을 보면 공단이 부담하는 비중이 상당히 높다는 점을 쉽게 알 수 있다. 반면 본인이 부담하는 금액은 급여액 중 30% 이내다. 이 기준은 외래냐 입원이냐, 이용한 의료기관이 동네 병원이냐 대학

□외래　□입원　(□퇴원　□중간) 진료비 계산서·영수증						

등 록 번 호	환 자 성 명		진 료 기 간		야간(공휴일)진료	
					□ 야간　□ 공휴일	

진 료 과 목	질병군(DRG)번호		병실	환 자 구 분	영 수 증 번 호	

항　　　목			급　　　여				비 급 여		금 액 산 정 내 용		
			일부본인부담		전　액 본인부담	선 택 진료료	선택진료료 이　　외	⑦ 진 료 비 총 액 (①+②+③+④+⑤)		960,894
			본인부담	공단부담						
기본항목	진 찰 료		3,516	14,064		4,410		⑧ 부 가 가 치 세		
	예 약 진 찰 료							⑨ 환 자 부 담 총 액 (①-⑥)+③+④+⑤+⑧		494,323
	입 원 료		32,054	128,216		10,238				
	식 대		5,020	5,020				⑩ 이미납부한금액		
	투약및 조제료	행위료	905	3,618				⑪ 감 면 액		
		약품비	2,157	8,627	770		240	⑫ 수 혈 보 상 액		
	수사료	행위료	2,036	11,740				⑬ 납 부 할 금 액 ⑨-(⑩+⑪+⑫+⑬)		
		약품비	10,470	41,890			9,900			
	마 취 료		22,378	89,510		43,185		⑮ 건강생활유지비		
	처 치 및 수 술 료		11,696	46,780		20,395		후　　원　　금		
	검 사 료		5,303	21,210		3,498				
	영 상 진 료 료		4,885	19,536		849		납부한 금 액 (⑭)	카 드	
	방 사 선 치 료 료								현금영수증	
	치 료 재 료 대		4,170	16,680			222,980		현 금	
	재　　활　및 물 리 치 료 료								합 계	494,320
	정 신 요 법 료							납부하지 않은 금액 (⑬ - ⑭)		
	전 혈 및 혈 액 성 분 제 제 료									
선택항목	C T 진 단 료		59,680	59,680		12,688				
	M R I 진 단 료									
	P E T 진 단 료									
	초 음 파 진 단 료									
	보 철 · 교 정 료									
	진 단 서 제 증 명 료									

응 급 의 료 관 리 료							
기 타							
시 행 령 별 표 2 제 4 호 의 요 양 급 여							
정액수가(요양병원)							
포 괄 수 가 진 료 비							
지 원 금							
소 계	① 165,170	② 466,571	③ 770	④ 95,263	⑤ 233,120		
상 한 액 초 과 금	⑥ 0		선택진료 신 청		□ 유 □ 무		
비 고							

사 업 자 등 록 번 호		요 양 기 관 종 류	종 합 병 원	전 화 번 호	
사 업 장 소 재 지		상 호		대 표 자	
발 행 일				담 당 자	

1. 일부 본인부담: 일반적으로 다음과 같이 본인부담률을 적용하나, 요양기관 지역, 요양기관의 종별, 환자 자격, 「국민건강보험법」제41조의4에 따른 요양급여 여부, 병실종류 등에 따라 달라질 수 있습니다.
- 외래 본인부담율: 요양기관 종별에 따라 30~60%(의료급여는 입원 본인부담률과 동일)
- 입원 본인부담율: 20%(의료급여는 수급권자 종별 및 의료급여기관 유형 등에 따라 0~10%) 등
※ 식대: 50%(의료급여는 20%) CT·MRI·PET: 외래 본인부담률(의료급여는 입원 본인부담률과 동일)
「국민건강보험법」 제41조의4에 따른 요양급여(선별급여): 보건복지부장관이 고시한 항목별 본인부담률
※ 상급종합병원 입원료: 2인실 50%, 3인실 40%, 4인실 30%/ 종합병원 입원료: 2인실 40%, 3인실 30%

2. 전액 본인부담: 「국민건강보험법 시행규칙」 별표 6 또는 「의료급여법 시행규칙」 별표 1의2에 따라 적용되는 항목으로 건강보험(의료급여)에서 금액을 정하고 있으나 진료비 전액을 환자 본인이 부담합니다.

3. 상한액 초과금: 본인부담액 상한제에 따라 같은 의료기관에서 연간 500만원 (2015년부터는 「국민건강보험법 시행령」 별표 3 제2호에 따라 산정한 본인부담상한액의 최고 금액, 환자 내는 보험료 등에 따라 다를 수 있음) 이상 본인부담금이 발생한 경우 공단이 부담하는 초과분 중 사전 정산하는 금액을 말합니다.
※ 전액 본인부담 및 「국민건강보험법」제41조의4에 따른 요양급여의 본인부담금 등은 본인부담상한액 산정시 제외합니다.

1. 이 계산서·영수증에 대한 전체 세부내용은 요양기관에 요구하여 제공받을 수 있습니다.
2. 「국민건강보험법」 제48조 또는 「의료급여법」 제11조의3에 따라 환자가 전액 부담한 비용과 비급여로 부담한 비용의 타당성 여부를 건강보험심사평가원(☎1644-2000, 홈페이지: www.hira. or.kr)에 확인 요청하실 수 있습니다.
3. 계산서·영수증은 「소득세법」에 따른 의료비 공제신청 또는 「조세특례제한법」에 따른 현금영수증 공제신청(현금영수증 승인번호가 적힌 경우만 해당합니다)에 사용할 수 있습니다. 다만, 지출증빙용으로 발급된 "현금영수증(지출증빙)"은 공제 신청에 사용할 수 없습니다.(현금영수증 문의: 126 / 인터넷 홈페이지: http://현금영수증.kr)

들어가기 전에

병원이냐에 따라 달라진다.

　본인부담금을 설정한 이유는 도덕적 해이를 막고자 한 것인데, 지금 와서 보면 그 역할은 보잘것없어졌다. 많은 환자가 암 같은 중병을 진단받았을 때 다른 병원에 가서 다시 확인하는 일second opinion을 당연하게 여긴다. 원칙대로 한다면 두 번째 병원에서는 전액본인부담으로 청구해야 하지만 그런 경우는 거의 없다. 개인과 병원, 국가의 이해가 모두 맞아떨어져 생긴 도덕적 해이다. 아무리 낮은 수준이라도 다른 보험 가입자들에게 경제적인 피해를 주는 일이다.

　[전액본인부담]은 동네 의원에서 진료의뢰서를 받지 않고 상급 종합병원을 방문했을 때, 응급 상황이 아닌데 응급실을 방문했을 때, 약을 분실했을 때 등 예외적 상황에서만 발생한다. 앞의 영수증에서는 약품비 중 770원이 전액본인부담으로 나왔는데 이 경우는 원무과 직원에게 확인할 필요가 있다.

　[비급여]로 넘어가면 [선택진료료]와 [선택진료료 이외]로 나뉜다. 선택진료료란 선택진료에 따르는 비용이고, 선택진료제란 대학병원이나 대형 병원에서 환자가 원하는 의사를 선택해 진찰과 치료를 받을 수 있도록 한 제도다. 하지만 최근에 없어졌다. 대신 의료의 질 평가에서 높은 점수를 얻는 병원을 정부가 지원하는 형태로 제도가 바뀌고 있

다. 2017년 6월 29일 개정된 기준으로 만들어진 영수증 양식을 지금까지 쓰다 보니 변경된 제도가 반영되지 않았다.

[선택진료료 이외]에는 비급여 중 선택진료비를 제외한 항목이 들어간다. 영수증 샘플을 보면 [투약 및 조제료] 중 [약품비] 항목에 [선택진료료 이외] 금액으로 240원이 적혀 있다. 치료에 도움은 되지만 건강보험이 적용되지 않는 경우에 [선택진료료 이외]로 처방할 수 있다. 만약 치료에 도움이 되지 않는데도 처방한다면 '임의비급여'로 불법이 되며 전액 환수 조치되고 치료를 받은 환자에게도 통보된다. 그 역할은 심평원에서 맡는다.

[선택진료료 이외] 항목에서 큰 비용이 드는 것은 [약품비]가 아닌 경우가 많다. 샘플 영수증을 보면 [치료재료대]가 22만 원이 넘는다. [급여]가 된 항목은 [본인부담] 4,170원, [공단부담] 1만 6,680원으로 [비급여] 22만 2,980원보다 훨씬 적다. 급여가 되는 치료도 받았고, 급여가 되지 않는 치료도 받았다는 뜻이다. 여러 치료를 받았다면 이렇게 나올 수 있다.

영수증 왼쪽 항목은 대부분 익숙하다. 진찰을 받는 비용인 [진찰료], 입원해서 지불한 [입원료], 영상 검사 항목으로 이루어진 [CT진단료], [MRI진단료], [초음파진단료] 등이다. 왼쪽 항목이 대부분 어떤 의료 행위에 기반을 둔

것이라는 점을 생각하면, [응급의료관리료]는 조금 이질적
이라고 할 수 있다. [응급의료관리료]는 2000년에 만들어
진 항목으로, 응급실의 혼란을 막기 위해 만든 제도다. 위
급하지 않은 환자가 응급실을 찾게 되면 응급실이 제 기능
을 할 수 없다는 것이 상식이다. 그런데 의외로 상식 외의
사람이 많다. 이런 사람들에게 비용을 부담하도록 한 것이
[응급의료관리료]다. 진짜 응급환자라면 돈을 거의 받지
않다시피 하고, 경증 환자에게는 돈을 더 받는 제도다. 자
세한 기준을 알고 싶다면 '응급의료관리료'라고 인터넷 검
색창에 넣어보자. 어떤 경우가 응급 증상에 해당하고 비용
은 얼마나 내는지 자세히 나온다.

그 외에 [정액수가]와 [포괄수가진료비]는 치료 총액을
국가가 묶어놓은 것이라 할 수 있다. 정액수가는 하루 입원
해서 치료를 받을 때 어떤 질병에 걸려 있어도 그 비용이 얼
마를 넘지 않는다고 정해놓은 것이다. 모든 환자가 동일하
지는 않기에 중증도를 대강 나누어 비용을 산출해놓았다.

중증도만 가지고 지급하는 비용을 정해두면 인력과 시
설에 적게 투자할수록 병원이 이득이다. 이런 부분을 방지
하기 위해 의사와 간호사 수, 설비 등을 평가해 지급하는
일당(비용)을 표로 만들었다. 포괄수가제도 비슷하다. 포괄
수가제에 해당하는 질환군을 설정해놓고 입원부터 수술

등 치료 일체를 같은 가격으로 동결시켰다.

이런 식으로 운용되는 것이 [정액수가]와 [포괄수가진료비]다. 장점은 분명하다. 의료비를 손쉽게 통제할 수 있다는 점이다. 현재 우리나라는 진료과 4개와 질병군 7개를 대상으로 2013년부터 포괄수가제를 운용하고 있으며 대표적인 질환인 백내장 수술, 편도 수술, 치질 수술, 제왕 절개 분만 등의 비용이 아주 효율적으로 관리되고 있다.

그런데 문제점도 있다. 포괄수가제는 의료비 상승을 억제하는 데 효과적이나 의료의 질을 높이기는 어렵다. 예를 들어 탈장으로 수술한다고 하면 병원이 수익을 내기 위해서는 최소한으로 처치해야 한다. 봉합한 실을 제거할 때까지 입원하는 것은 이 제도의 취지와 맞지 않는다. 따라서 투약도 최소한으로 하게 된다. 이런 질 저하를 막기 위해서는 정부의 감시 기능이 필요하다. 현재 건강보험심사평가원에서 포괄수가제에 대한 의료 질 모니터링을 하고 있다.

여기까지 안다면 병원 영수증을 거의 다 이해할 수 있다. 나머지는 산수다. 급여의 총합이 얼마고 비급여의 총합이 얼마인지 하단에 적혀 있다. 실제로 환자가 내야 하는 돈은 [본인부담금]과 [비급여]의 총합이 되겠다. 여기까지 잘 따라왔다면, '병원비 걱정을 떠나보내는' 여행을 시작할 준비가 된 셈이다.

차례

아프지 않아도

돈은 든다

혼자 살더라도
건강을 지키자

떨어져 있더라도

부모님 건강은 챙기자

부록

에필로그

누구나
아프다

감기부터 암까지,
병원에 안 가고
살 수는 없다

: 질병에 따르는 의료비 예측

감기, 병원에 가야 할까?

우리나라 병원에서 가장 쉽게 볼 수 있는 질병이 뭘까? 모두가 짐작하겠지만 감기다. 심평원의 '2018년 진료비 주요 통계'[1]에 따르면 외래를 찾는 질환 1위에 감기가 올랐다. 감기는 의학적으로 급성비인두염이나 급성기관지염[2] 등을 포함한 상기도감염을 뜻하는 말이다. 원인으로는 리노바이러스human rhinovirus, 코로나바이러스coronavirus 등이 꼽힌다.

이 감기에 대해서는 할 말이 참으로 많다. 먼저 비용을 따져보자. 가까운 동네 병원을 방문하면 3,000원쯤 든다. 물론 병원을 처음 방문했느냐(초진) 다시 방문했느냐(재진)에 따라 다르고, 휴일 방문인지 오후 늦게 방문했는지에 따라 1,000원 내외로 증가할 수 있다. 어찌 되었든 큰 부담 없이 병원에 갈 수 있다는 것은 모두 아는 사실이다.

사실 저절로 낫는 감기 때문에 병원을 찾을 필요는 거의 없다. 진통 소염제를 먹으면서 지켜보면 일주일이 지나기 전에 대부분 좋아진다. 그렇기에 해외에서는 감기로 병원을 찾는 사람을 쉽게 보기 힘들고, 진료비도 비싸다.

우리나라에 이런 의료문화가 정착된 데는 숨겨진 이야기가 있다. 북한과 체제 경쟁을 하던 1962년, 박정희 대통령은 무상의료를 들고나온 북측에 맞서 '우리도 사회보장

제도를 확립하라'고 지시했다.[3] 이에 오일쇼크 위기와 국민 부담 증가 등을 이유로 많은 사람이 반대했다. 하지만 박정희 대통령의 '하면 된다'는 신념과 보건사회부가 생각해낸 편법 덕분에 1977년 국민건강보험이 만들어질 수 있었다. '자주 찾는 질환 중 경증질환만 보험 적용'이 되도록 한 것이다. 처음에는 500인 이상 근무하는 기업의 직장인에게만 적용되었으나 1989년에 이르러 모든 국민 대상으로 확대되었다.

국민건강보험이 처음 시행되었을 때 국민의 저항감은 상당히 심했다고 한다. 1인당 국민소득이 1,000달러를 겨우 넘던 때[4]라는 것을 고려하면 당연한 반응이라고 볼 수 있다. 따라서 정부는 '최소한의 보험료'로 '최소한의 의료 혜택'을 제공해야 했다. 이와 함께 국민이 보험의 중요성을 체감할 수 있도록 암이나 뇌혈관질환 같은 중증질환보다 감기와 같은 경증질환에 보험을 적용하도록 설계했다. 이러다 보니 감기 증상만 생기면 가까운 병·의원을 찾는, 다른 국가에서는 쉽게 찾을 수 없는 의료문화가 생긴 것이다.

그렇다면 왜 동네 병원에 가면 '2일 후에' 다시 방문하라고 할까? 이 단순한 질문에도 쉽게 답할 수 없는 꽤 복잡한 사정이 있다.

우선 금전적인 부분이 없다고 말하기는 힘들다. 본인부

담금 3,000원과 건강보험공단에서 받는 1만 원 남짓한 보험금을 생각했을 때 병원 입장에서는 한 번 오라고 하는 것보다 두 번 오라고 하는 것이 더 낫다. 하지만 이게 전부는 아니다.

잘 알려지지 않은 이유 중 하나는 환자 상태를 빠르게 확인해 다른 병원으로 옮기는 전원 여부를 결정하기 위해서다. 단순한 감기인 줄 알았다가 폐렴으로 확산되는 경우도 없지 않기 때문이다. 세균성이 확인되거나 세균 감염 가능성이 높다고 판단되면 약을 바꿔 항생제를 써야 한다. 증상이 심해진 경우에 약을 변경하거나 용량을 높일 수도 있다. 또 의사가 놓친 증상이 있다면 다시 확인하려는 의도도 있다. 그래서 동네 의료기관에서는 2일 후에 내원하라고 하는 경우가 많다.

반면 종합병원 또는 대학병원에서는 대부분 '증상이 악화되었을 때' 내원하라고 말한다. 경증질환인 감기를 치료하기 위해 만들어진 의료기관이 아니기 때문이다. 이렇게 감기 증상으로 의료기관 외래에 지출된 요양급여비용[5] 총액은 2018년 한 해 동안 1조 4,323억 원, 1인당 요양급여비용은 15만 981원이다.

보통 감기는 호흡기계 바이러스 때문에 생기며 예방주사가 없다. 세간에 '인플루엔자 백신을 맞으면 감기에 안 걸린다'는 잘못된 상식이 알려지기도 했는데 전혀 근거 없는 말이다. 애초에 인플루엔자(또는 독감 바이러스)와 감기 바이러스는 완전히 다르다. 감기가 독하게 걸린 것을 두고 독감이라 부르기도 하는데, 이것도 허위 정보다. 독감은 독감 바이러스에 의해 나타나는 고열과 오한, 몸살 증상이 있어야 의심한다. 일반적인 감기는 콧물과 재채기 정도만 생긴다.

기온이 떨어지면 감기에 걸린다고 믿는 것도 널리 퍼진 잘못된 정보다. 물론 기온이 빠르게 변하는 환절기에는 면역력이 약해져 감기에 걸리는 경우가 많다. 하지만 남극이나 북극에 있다고 해서 감기에 걸리는 것은 아니다. 오히려 해당 지역에는 바이러스가 살기 어려워 감기에 걸릴 가능성이 현저히 작다.

참고로 2020년이 시작되면서부터 유행한 코로나19가 날이 더워지면 수그러질 것이라는 일부 이야기도 아직 근거는 없다. 더운 지방에서도 환자가 계속 발생하고 있기 때문이다. 그보다는 세계적인 대유행 후 어느 정도 시간이 흐른 다음에 잦아들 가능성이 더 커 보인다.

흔히 암이라고 부르는 악성신생물에 대한 요양급여비용은 2019년 기준으로 7조 4,961억 원이 지급되었다. 고령인구가 늘면서 암 환자도 꾸준히 증가하는 추세다. 입원 진료를 받은 환자는 44만 2,595명이고 이들에게 지급된 요양급여비는 총 4조 8,744억 원이다. 이를 역산하면 1인당 1,100만 원 조금 넘는 요양급여비가 지급되었다는 사실을 알 수 있다. 대한민국 전체 인구에 비해 소수지만 치료에 드는 비용 자체는 높다.

우리나라 보험의 태생적 특성이라고 할 수 있는 저비용, 저보장성이 최근 들어 대폭 개선되고 있다. 과거에는 집안에 암 환자가 생기면 집을 팔아야 한다는 이야기를 했을 정도로 경제적 부담이 컸으나, 최근에는 산정특례제도가 생기면서 암 환자의 본인부담금이 5%로 크게 줄어들었다.[6] 다른 질환은 통상 요양급여의 20%를 본인부담금으로 내야 한다. 본인부담금이 없으면 '의료 쇼핑'과 같은 낭비가 발생할 수도 있기 때문이다.

게다가 우리나라 국민 70% 이상은 실손의료보험에 가입하고 있어 5%의 본인부담금과 비급여에 대한 대비도 잘 되어 있는 편이다.[7] 하지만 30%는 여전히 보험에 가입하고 있지 않다. 특히 젊을수록 실손의료보험에 가입하지 않는 경향이 있다. 젊은이가 큰 병에 걸려 재난 수준의 의료비를 부담할 가능성이 작은 것은 통계적 사실이다. 하지만 보험의 의미를 다시 생각해보자. 남에게 손 벌리기 힘들 때 유일하게 의지할 수 있는 것이 보험이다. 특히 싱글 라이프를 즐기겠다고 생각한다면 보장 범위가 넓은 실손의료보험 하나는 가입해두는 편이 좋다.

건강검진 기술이 발달하면서 거의 모든 암을 조기에 검진할 수 있게 되었고, 그에 따라 발병률 자체도 증가하는 것처럼 보인다. 그중에서 눈여겨봐야 할 암이 폐암과 유방암이다.[8] 폐암은 남녀 모두에게서 국내 암 사망 원인 중 1위고 유방암은 최근 들어 입원 진료비 증가율이 가장 높은 암에 속한다.

폐암은 폐에 생긴 암을 뜻한다. 폐를 구성하는 조직에서 암이 생기는 경우를 원발성 폐암이라고 하고, 다른 기관에서 생긴 뒤에 혈관이나 림프관을 통해 폐로 옮겨와 증식하는 경우를 전이성 폐암이라고 부른다. 원발성 폐암은 조직학적 기준에 따라서 소세포 폐암과 비소세포 폐암으로 나뉘는데, 비소세포 폐암이 원발성 폐암의 80%를 차지한다. 비소세포 폐암은 조기에 진단받으면 수술을 통한 완치를 기대할 수 있다.

폐암의 위험 요인으로는 단연 흡연을 꼽을 수 있다. 담배 연기에는 발암물질 700여 종류가 함유되어 있다. 즉 금연이 폐암의 확실한 예방법이다. 그러나 지금 당장 금연하더라도 바로 폐암 발생률이 낮아지는 것이 아니라 통상 20~30년 후 통계에 반영된다.[9] 즉 지금 성인 흡연율이 줄어든다고 하더라도 실제로 폐암 발생률이 낮아지는 때는 한참 뒤다. 반대로 최근 높아지고 있는 여성과 청소년의 흡연율에 따라 폐암이 발생하는 때는 20~30년 후가 된다.

최근 유행하는 전자 담배 역시 앞으로 폐암 발생률에 어떤 영향을 미칠지 잘 모른다. 니코틴을 기본으로 하기에 세계보건기구WHO나 우리나라 보건당국에서는 기본적으로 담배와 같은 유해 물질로 판단한다. 하지만 객관적으로 본다면 고전적인 담배보다 발암물질이 덜 함유된 것은 사실이다.

이 때문에 일부 국가에서는 '담배 유해 감축Tobacco Harm Reduction'이라는 개념을 적용해 '담배를 끊지 못하겠다'는 사람에게 전자 담배를 권하기도 한다. 조금이라도 덜 나쁜 것을 택하도록 하겠다는 것인데, 최악을 피해 선택하는 차악인 셈이다. 따라서 적극적인 금연 노력을 우선해야 한다.

폐암과 더불어 관심을 가져야 할 질환으로 유방암이 있다. 우리나라 사람들의 유방암은 서양 사람들과 양상이 다르다. 서양에서는 나이가 들면서 유방암 발생이 증가하는 양상을 보이지만, 우리나라를 포함한 아시아에서는 비교적 젊은 나이인 30~40대에 발생하는 경우도 상당히 많고 매우 공격적이라 예후도 좋지 않다.[10]

유방암 발생 확률을 높이는 위험인자로 여러 가지가 지목되지만, 관심을 끄는 것은 경구피임약이다. 일부 연구에서 유방암 위험을 2배 정도 높인다고 발표했지만 일반적으로 사용하는 저용량 경구피임약은 유방암을 일으킬 가능성이 거의 없다는 것이 학계의 일반적인 의견이다. 30세 이후에 출산 경험이 있는 여성은 그 전에 출산한 여성에 비해 유방암 발생률이 높다. 음주와 흡연 역시 유방암 위험을 높인다.

가장 확실한 예방법은 조기 검진이라고 할 수 있다. 국립암센터 자료와 국가암검진 권고안에서는 40~69세 여성에게 2년 간격으로 유방 촬영을 권한다. 평소 자가검진을 하는 것도 좋은 방법이다. 멍울이 만져진다면 바로 유방외과 전문의를 찾아가는 것이 좋다.

이렇듯 감기부터 암까지 여러 질환에 걸릴 가능성은 누구에게나 있다. 경제적인 대비도 하긴 해야겠지만 과거와 달리 집을 팔아야 감당할 수 있는 질병은 대한민국에 이제 거의 없다. 그보다는 의지할 수 있는 가족이나 친구가 필요한 상황이 아닐까.

1 심평원에서는 정기적으로 진료비 주요 통계를 통계자료실에
   공개한다.

2 급성기관지염은 상기도와 하기도 감염을 모두 포함하는
   질환이지만 의료기관에서는 감기 증상으로 내원하는
   환자들을 '급성기관지염J20' 코드로 분류해 건강보험을
   청구한다. 바이러스성 감염이 아닌 세균 감염 가능성이 있어
   항생제를 사용해야 하는 상황에 해당 코드 청구가 발생하는
   것으로 추정된다. 급성편도염과 급성인두염도 통상 감기로
   표현되며 이를 다 합치면 2018년 한 해 3,316만 9,568명이
   의료기관 외래를 방문했다. 이는 우리나라 국민 3분의 2에
   이르는 수다.

3 위키피디아에 국민건강보험을 조회해보면 나오는 이야기로,
   더 자세한 내용은 다음 링크를 참고하라.
   https://ko.wikipedia.org/wiki/국민건강보험

4 통계청 자료에 따르면 1976년 818달러, 1977년
   1,034달러, 올림픽이 열린 1988년에는 4,435달러, 1989년
   5,418달러였다. 자세한 내용은 통계청에서 제공하는
   《한국통계연감》을 참고하라.

5 요양급여란 병원 또는 약국과 같은 요양기관으로부터 진찰,
   검사, 수술, 약제 등 직접 의료서비스를 받는 것을 말한다.
   국민건강보험법에 국민건강보험 요양급여 기준이 나와 있다.

6 건강보험이 적용되는 항목 중 환자가 부담하는 본인부담금은 전체 진료비의 20~30% 정도지만 암은 5년간 총진료비의 5%만 부담하면 된다. 이런 특례 제도는 암 외에도 희귀·중증난치질환, 뇌혈관질환, 심장질환, 결핵, 중증 화상·외상에도 적용된다. 정해진 기간에는 5~10%만 부담하도록 하고 있다.

---

7 보험연구원에서 실시한 2018년 보험소비자 설문조사 결과다. 최근 6개월 동안의 실손의료보험 가입 상태에 대해 2,440명에게 질문했을 때 있다고 답한 사람이 77.3%였다.
http://www.kiri.or.kr/pdf/전문자료/KIRI_20181017_115839.pdf

---

8 국립암센터 자료실에 2020년 등록된 2017년 국가암등록통계 참고자료를 보면 우리나라에서 가장 많이 발생하는 암은 위암(12.8%), 대장암(12.1%), 폐암(11.6%), 갑상선암(11.3%), 유방암(9.6%), 간암(6.6%), 전립선암(5.5%) 순이다.

---

9 국민건강보험 일산병원 연구소가 2016년에 보고한 '한국인에서 흡연과 폐암의 상관관계 및 폐암의 위험인자 분석'을 보면 흡연율과 폐암 발생률은 25년 간격으로 반영된다.

---

10 삼성서울병원 암병원 유방외과 남석진 교수와 혈액종양내과 박연희 교수, 삼성유전체연구소 박웅양 소장 등은 연구를 통해 아시아 여성에게 발병하는 유방암은 40세 이전

발병률이 서양에 비해 높고, 더 공격적인 유전 성향을
가지고 있다고 밝혔다.

https://news.joins.com/article/22650494

뒤로 넘어져도

코가 깨지는 날이 있다

: 상해에 따르는 의료비 예측

고혈압과 당뇨 같은 만성질환이 있다면 한 해 의료비가 대략 어느 정도 들지 예측할 수 있다. 하지만 상해는 예측이 불가능하다. 갑자기 넘어져 팔이 부러지거나 길에서 엉덩방아를 찧어 고관절이 손상될 수도 있다. 그뿐만 아니라 누군가와 시비가 붙어 주먹다짐을 해 다치는 일도 상해에 포함된다.

그렇다 보니 마땅한 통계도 없다. 낙상으로 정형외과 치료를 받았다면 건강보험공단의 통계에 잡히지만, 싸워서 다친 경우에는 건강보험 급여 대상이 아닐뿐더러 통계에 잡히지도 않는다. 따라서 이 장에서 전체적인 상해 의료비를 제시하기는 어렵고, 건강보험 통계 안에서 논의를 이끌어가고자 한다.

건드릴 수 없는 통증, 골절

골절은 외부 충격으로 뼈가 부러지는 것을 뜻한다. 어디 부딪혀서 붓고 통증이 발생하면 가장 최악의 경우로 골절을 생각할 것이다. 이를 간단히 구별하는 방법은 '건드릴 수도 없는 통증' 여부다. 한 번 뼈가 부러져본 사람은 알 수 있는데, 단순히 인대가 늘어나거나 근육 통증이 생긴 것과는 확연히 다르다.

보건당국의 통계에 따르면 골절 환자 수와 진료비가 해마다 상승하는 추세다. 2019년에는 골절 환자 수가 246만 명을 웃돌았고 진료비는 2조 696억 원을 넘을 만큼 크게 뛰었다.[11]

이 통계는 머리뼈, 얼굴뼈의 골절부터 발목, 팔목, 허리뼈의 골절까지 다양하다. 따라서 골절 환자가 늘어나는 이유를 짐작하기란 쉽지 않다. 다만 10대 때 골절이 많고 30대에 다시 증가하는 양상을 보이며 50대에 정점을 찍는 발병률로 보건대 운동을 포함한 신체 활동과 밀접한 연관성이 있을 것이라고 짐작한다.

비용에 대해 구체적인 예를 들어보자. 30대 여성(또는 남성)이 자전거를 타고 가다가 넘어지면서 어깨로 넘어져 쇄골에 골절이 생겼다. 쇄골은 목 양옆에 있는 뼈를 뜻한다. 응급실을 통해 입원해 쇄골골절에 대한 수술을 받게 되면 내야 하는 돈은 200만 원 정도다. 물론 병원의 규모 등에 따라 약간 차이가 나기는 한다. 응급실 이용료와 엑스레이검사료, 수술에 들어가는 금속판 등 재료비와 의사의 진료비를 모두 더한 대략적인 금액이라고 보면 된다.

골절 진료비 추이(단위: 천 원)

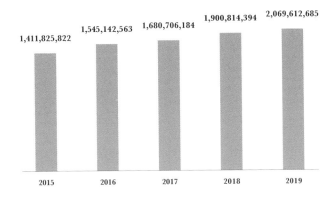

1,411,825,822 (2015)
1,545,142,563 (2016)
1,680,706,184 (2017)
1,900,814,394 (2018)
2,069,612,685 (2019)

2019년 성별·연령별 골절 환자 수(단위: 명)

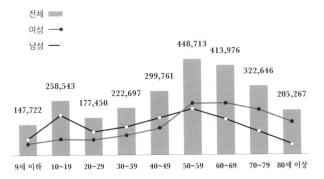

전체
여성
남성

147,722 (9세 이하)
258,543 (10~19)
177,450 (20~29)
222,697 (30~39)
299,761 (40~49)
448,713 (50~59)
413,976 (60~69)
322,646 (70~79)
205,267 (80세 이상)

누구나 아프다

척추골절의 원인이 되는 골다공증

심평원 자료를 보면 해마다 골다공증 환자 수와 진료비가 증가하는 양상이다. 2012년에는 79만 명이었던 환자 수가 2019년 108만 명으로 연평균 4.5% 증가했으며 진료비는 746억 원에서 1,675억 원으로 2배 넘게 늘었다. 또한 여성이 남성보다 상당히 많았다.

비슷한 빅데이터를 보유한 국민건강보험공단 자료에서도 이를 확인할 수 있다. 건강보험공단과 대한골대사학회가 진행한 공동연구 결과에 따르면 50세 이상에서 가장 많이 발생하는 척추골절은 남성보다 여성에게서 3배 정도 더 많이 일어났다. 그 이유로 지목하는 것은 골다공증이다.[12]

골다공증은 뼈가 치밀하지 않다는 뜻이다. 이를 진단하기 위해서는 X선을 이용한 골밀도검사를 해야 한다. 고관절이나 척추의 일부를 X선으로 촬영해 뼈의 양이 평균 골밀도보다 얼마나 적은지 평가하는 검사다. 65세 이상인 여성과 70세 이상인 남성에게는 건강보험이 지원되지만 그 이하에서는 위험 요소가 있는 경우에만 지원되므로 의사와 상의가 필요하다.

심평원에 따르면 골밀도검사를 시행하는 환자가 꾸준히 늘고 있다고 한다. 여성이 남성보다 7배 더 많이 검사했다. 폐경 이후 호르몬 변화로 골밀도가 급속히 낮아진다는 점을 생각해보면 당연한 이야기다. 극심한 다이어트 역시 골다공증을 부를 수 있으므로 미용 목적으로 살을 뺄 때도 주의가 필요하다.

상해를 예방하기는 어렵다. 그래도 야외 활동을 할 때 보호구를 착용하는 것이 중요하다는 이야기는 하고 싶다. 자전거, 전동 킥보드 등을 이용할 때 헬멧뿐 아니라 팔꿈치, 무릎 보호대를 하는 것이 안전하다. 하지만 전동형 개인 이동수단 이용자 200명을 대상으로 설문조사한 결과, 92%가 보호 장비를 착용하지 않는다고 응답했다고 한다.[13] 보호 장비를 착용하지 않는 데 따르는 사고 위험을 다시 한번 생각해야 한다.

40대가 넘어가기 시작했다면 뼈에 투자하라고 권하고 싶다. 충분한 칼슘을 섭취하는 일이 중요하다. 우유와 멸치처럼 칼슘이 풍부한 음식을 잘 먹어야 한다. 피부노화를 걱정하느라 팔과 다리에까지 자외선차단제를 바르는 것도 바꿔야 하는 행동이다. 피부는 자외선을 받아 비타민D를 합성하는데, 자외선차단제는 이를 방해한다. 건강해 보이는 직장인 다수가 비타민D 결핍이라는 점을 주의 깊게 받아들여야 한다.

2018년 골다공증학회에서 발표된 일산병원 내분비내

과 최한석 교수의 연구 결과에 따르면 2008년부터 7년이
지나는 사이에 우리나라 사람들의 사이에 비타민D 결핍
이 더 심해졌다고 한다. 국민건강영양조사를 분석한 결과
2008년에 남성 51.8%, 여성 68.2%가 비타민D 결핍이었지
만 2014년에는 남성 75.2%, 여성 82.5%로 크게 늘었다.[14]
뼈의 건강을 잃고 난 후에 다시 회복하기는 쉽지 않다.

11 심평원 보건의료빅데이터 개방시스템의 국민관심질환에는
골절을 포함한 다양한 질병 통계가 주기적으로
업데이트되고 있다. 책자로 보고 싶다면 전국 보건소에
비치되어 있는《생활 속 질병 통계 100선》을 봐도 된다.
심평원에서 무료 전자책으로도 배포하고 있다.
https://www.hira.or.kr/ebooksc/ebook_472/ebook_472_20180328
1057049800.pdf

12 2018년 11월에 발표한 국민건강보험과 대한골대사학회의
공동연구 결과를 보면, 골절 발생률이 모든 부위에서 여성이
높은데 그 이유가 골다공증이라고 한다. 자세한 사항은

2018년 11월 22일에 배포된 국민건강보험 보도자료를 참고하라. http://www.nhis.or.kr:80/bbs7/boards/B0039/27769

13 2019년 2월 한국소비자원의 조사에 따르면 전동 킥보드를 이용하는 4명 중 1명은 안전사고에 노출된다고 한다. 골절에서 그치면 다행이나 뇌출혈로 사망하는 경우도 있다고 하니, 전동형 개인 이동수단을 이용할 때 특히 주의해야 한다.

14 2018년 10월 15일 자 〈메디칼 업저버〉 기사에 따르면 한국인의 비타민D 결핍이 심각하다고 한다.

http://www.monews.co.kr/news/articleView.html?idxno=120125

만성피로,
참는 것이 최선일까?

: 직업병에 대한 새로운 인식

직업병이라고 하면 광부에게 생기는 진폐증이나 도시 노동자에게 발생하는 소음난청, 또는 굴착기와 같은 전동 공구 사용으로 발생하는 레노증후군 정도를 생각하기 쉽다.[15] 하지만 조용한 사무실에서 일하는 사람도 고약한 직업병에 걸릴 수 있다.

거북목증후군, 새로운 시대의 직업병

사무 노동자의 대표적인 직업병으로는 건강하지 않은 자세 때문에 발생하는 '거북목증후군'이 있다. 목을 앞으로 쭉 뺀 자세가 계속되어 목이 견디는 무게가 커진 결과 생기는 문제를 거북목증후군이라고 부른다.[16] C자형을 보여야 하는 목뼈가 거북목이 되면 일자형이 되고, 더 나쁠 경우에는 역 C자형이 되기도 한다. 거북목이라는 진단명 자체는 없지만, 잘못된 자세 때문에 목과 어깨에 통증이 생기는 경우를 넓게 거북목증후군으로 부르고 있다.

　보통 진단코느 M4002, 체위성 척추후만증(경추부)으로 기재된 상병을 거북목증후군으로 보고 있으나 증상이 비슷한 경추간판장애(M50), 경추통(M542) 등과 완벽히 구별하기는 어렵다. 심병원 발표에 따르면 정보통신기술을 활용하는 인구가 늘면서 거북목으로 진료받는 환자도 크게 증가했다고 한다.[17] 정부 통계에 따르면 스마트폰, 컴퓨터 등을 오래 사용해 거북목증후군이 생긴 환자 61%가 10~30대라고 하니 새로운 시대가 만든 신종 직업병이라 불릴 만하다.

직장인의 고질병, 손목터널증후군

오랜 시간 컴퓨터 키보드와 마우스를 이용하는 직장인에게 잘 생기는 '손목터널증후군'도 최근 늘어난 직업병이다. 수근관증후군이라고도 불린다. 보건당국은 상병코드 G56.0인 손목터널증후군의 환자가 2009년 약 12만 4,000명에서 2013년 약 17만 5,000명으로 40.9% 증가했다고 밝혔다.[18] 이후 추적 관찰에서도 이 진단명으로 치료받은 인원은 꾸준히 증가해 2017년에는 약 18만 명으로 늘었다고 한다.[19] 통계에 따르면 이 질환은 중년 여성에게 특히 잘 생긴다.

수근관은 손목 앞쪽 피부밑에 있는 뼈와 인대로 형성된 작은 통로를 뜻한다. 이 작은 통로에 힘줄 9개와 정중신경 median nerve 1개가 지나는데, 이 공간이 좁아져서 나타나는 신경학적 증상이 손목터널증후군이다.

수근관이 좁아지면 손목 통증과 함께 엄지, 검지, 중지와 손바닥에 저리고 타는 듯한 이상 감각이 나타난다. 더 심해지면 해당 부위의 근육이 약해지고 자유롭게 움직이기가 힘들어진다. 손목터널증후군은 원인이 불명확하다고 해도 될 만큼 다양하다. 약물 치료로 나아지지 않으면 수술을 통해 좁아진 수근관을 넓혀주는 것만이 근본적인 치료라고 할 수 있다.

혹시 나도 만성피로증후군?

최근 6개월 넘게 이어지는 만성피로 때문에 동네 병원을 찾는 사람이 늘었다고 한다. 이처럼 늘 피곤하고 잠을 자도 개운하지 않아 힘들어하는 사람이 많다. 만성 피로를 호소하는 사람들은 평소 생활 습관에 문제가 있을 수 있다. 담배를 지나치게 많이 피우거나 술을 즐기며 규칙적인 운동을 하지 않는 사람이 대부분이다.

'평소 피우던 대로 하루에 담배 한 갑만 피우는데 요즘에 더 피곤해졌다'고 항변하는 경우도 있는데, 본인이 나이드는 것을 생각하지 못한 말이다. 젊고 건강할 때는 하루 한 갑이 아니라 두 갑을 피우더라도 문제가 없겠지만, 30대부터는 평소대로 행동하더라도 몸에 무리가 갈 수 있다. 술도 마찬가지다. 전에는 소주 한 병 거뜬히 마실 수 있었다고 하더라도, 나이가 들수록 숙취에서 벗어나기 힘들다. 그런데도 많은 직장인이 '간 때문'이라고 생각하며 간 기능 개선제를 사 먹는다(정말 광고의 힘은 엄청나다. 그 모든 피로가 간 때문이라니). 아니면 큰 병일 수도 있다며 갑자기 정밀 건강검진을 신청하기도 한다.

하지만 평소에 제대로 관리하지 않은 생활 습관에 정신적 스트레스가 더해져 생기는 만성피로인 경우가 많다. 국가건강정보포털에 따르면 피로감을 이유로 동네 의원을 찾는 환자가 전체 환자의 약 24%라고 하니, 그 규모가 작지 않음을 짐작할 수 있다.[20]

만성피로증후군을 이해하기 위해서는 먼저 '피로'의 정의를 알 필요가 있다. 피로감은 누구나 말하는 단어지만, 함축된 뜻은 굉장히 주관적이다. 누구는 탈진 증상이 있을 때 피로하다고 말할 수 있고 또 다른 사람은 기운이 없는 상태를 피로한 상태라고 할 수도 있다. 하지만 만성피로증후군에 한해서는 '일상적 활동을 할 때 지장이 있을 정도로 기운이 없는 상태'를 피로라고 정의한다.

이 피로가 얼마나 지속되어야 만성피로증후군이라고 부를 수 있을까? 보통 1개월 이상 지속되면 '지속성 피로'라고 부른다. 6개월 이상 지속될 때 '만성피로'라고 부를 수 있다. 하지만 여기에도 단서가 달린다. 다른 원인을 찾을 수 없어야 한다. 만약 살이 빠지면서 피곤해져서 병원에 가봤더니 '결핵' 또는 '기생충 감염'으로 진단받았다면 만성피로증후군이라고 말할 수 없다는 이야기다.

안타깝게도 만성피로를 호소하는 사람이 정말 많지만 실제로 만성피로증후군의 기준에 맞는 환자는 그리 많지 않고, 정확한 비용 계산도 어렵다. 다행히 대부분은 적절한 스트레스 해소법, 예를 들어 영화를 보거나 친구들을 만나서 풀거나 규칙적으로 신체 활동을 하면 좋아진다. 물론 그렇게 해도 좋아지지 않는 환자는 더 정밀한 검사가 필요하다. 정신질환 쪽이나 내분비계 문제는 아닌지, 더러는 악성종양은 아닌지 확인해봐야 한다.

내분비질환, 대표적으로 갑상선에 문제가 생겼을 때 피로감을 호소할 수 있다. 갑상선호르몬은 신진대사와 밀접한 관련이 있으며, 이 호르몬 분비에 문제가 생겼을 때 피로감을 느끼게 된다. 호르몬이 부족해 갑상선기능저하증이 있어도 문제가 생기지만 갑상선호르몬이 과도하게 생겨도 피곤함을 느낄 수 있다.

피로감과 불면증이 동반되기도 한다. 이럴 때는 '수면 위생'을 먼저 챙겨보는 것도 도움이 된다. 매일 규칙적으로 잠자리에 들고 있는지, 잠자는 방에 일거리를 가지고 들어오지는 않는지, 잠들기 직전에 운동하지는 않는지 등을 확인하는 것이다. 수면 위생을 지켜도 개선되지 않는다면 꼭 의사와 상담하자.

15 레노증후군에 대해서는 건양대병원 정청일 교수가
    〈대전일보〉에 기고한 글에 자세히 나와 있다.
    http://www.daejonilbo.com/news/newsitem.asp?pk_no=1199933

16 네이버 건강백과 중 '서울대학교병원 의학정보'를 참고하자.
    서울대학교병원 의학정보는 서울대병원 의료진이 직접
    작성해서 믿을 수 있을 뿐더러 콘텐츠 완결성도 훌륭하다.
    다만 읽기 편한 형식은 아니어서 조금 아쉽다. https://terms.
    naver.com/entry.nhn?docId=927290&cid=51007&categoryId=51007

17 심평원은 2016년 10월 19일 'IT 기술은 청신호, 목 건강은
    적신호'라는 보도자료를 배포했다. 거북목증후군으로
    진료를 받은 환자 수가 2015년 기준 약 265만 명으로

약 227만 명이던 2011년에 비해 16.6% 증가했다고 한다.
https://www.hira.or.kr/bbsDummy.do?pgmid=HIRAA020041000100&
brdScnBltNo=4&brdBltNo=9235

18 심평원은 2014년 9월 14일 보도자료를 통해 중년 여성의
손목터널증후군이 늘고 있다고 지적했다. https://www.hira.or.kr/
bbsDummy.do?pgmid=HIRAA020041000100&brdScnBltNo=4&brdBlt
No=8792

19 국민건강보험공단은 2018년 12월 26일에 '손목 저림 있는
손목터널 증후군 50대 여성이 5배 많아'라는 제목의
보도자료를 배포했다. 심평원과 국민건강보험공단은 비슷한
청구코드 자료를 가지고 있으며 빅데이터 운영실이라는
비슷한 기구도 운영한다. https://www.nhis.or.kr/bbs7/boards/
B0039/28133

20 질병관리본부가 제공하는 국가건강정보포털에 따르면 피로
증상이 1개월 이상 지속되는 경우는 15~30%이고, 6개월
이상 지속되거나 반복되는 경우는 10~20%라고 한다.
http://health.cdc.go.kr/health/HealthInfoArea/HealthInfo/View.
do?idx=3080

누구나 아프다

어느 날 갑자기 찾아오는
알레르기

: 알레르기 검사

많은 사람이 사랑하는 계절, 봄. 하지만 봄이 반갑기는커녕 괴로운 사람도 있다. 바로 꽃가루 때문에 알레르기비염을 앓는 환자들이다. 이들은 발작적인 재채기와 맑은 콧물, 코막힘으로 고통받으며 심할 경우에는 눈 주위가 벌게지면서 가려움이 생기고 눈이 충혈되기도 한다. 신종 코로나바이러스에 대한 경각심이 높아진 요즘과 같은 시기에는 불필요한 오해를 받기도 쉽다.

기관지천식도 비염과 마찬가지다. 다른 사람은 아무렇지 않게 느낄 사소한 물질도 알레르기가 있는 사람에게는 독이 될 수 있다. 예전에는 원인을 명확히 몰라 '체질' 탓으로 돌렸지만, 사실은 부모에게 받은 유전적 요인과 환경적인 요인이 결합해 생긴다고 한다.[21]

알레르기가 혈관에서도 나타날 수 있다. 이를 알레르기혈관부종allergic angioedema이라고 부른다. 보통 피부에 반점이 생기는 두드러기와 함께 나타나지만 혈관부종만 나타나기도 한다. 벌에 쏘이거나 게나 망고처럼 알레르기를 일으키기 쉬운 음식을 먹고 발생하는 경우가 대부분이다.

두드러기와 같은 면역반응은 항히스타민제, 심한 경우 스테로이드제를 제한적으로 사용하면 증상이 나아질 수 있다. 면역반응이 과하게 일어나기도 하는데 이를 '아나필락시스anaphylaxis'라고 부른다.

알레르기는 어떤 물질이 몸에 들어와 면역반응을 일으키는 현상이다. 몸의 면역체계가 이 물질을 기억했다가 다시 들어왔을 때 반응하게 된다. 그런데 이때 정상보다 과한 반응이 일어나면서 급성호흡곤란, 혈압 감소, 의식 소실 등 쇼크 증상을 보이는 것이 아나필락시스다. 따라서 아나필락시스에 빠진 환자는 알레르겐에 두 번 노출된 것이라고 할 수 있다.

아나필락시스는 생명을 위협한다.[22] 몇 년 전에 있었던 '봉침 사망 사건'은 아나필락시스의 무서움을 알게 해준 사례다.[23] 아나필락시스가 일어나면 숨을 제대로 쉬지 못하며 혈압이 떨어지는 등 심각한 증상이 유발될 수 있으므로 즉시 응급실로 가야 한다. 응급실로 이동하는 동안에 숨을 제대로 쉬고 있는지 확인하는 것은 필수다. 응급실에서는 바로 에피네프린을 투약하고 스테로이드제, 항히스타민제 등의 사용을 고려해야 한다.

심평원의 빅데이터를 보면 해마다 알레르기 환자가 조금씩 늘고 있다. '국민관심질병통계'에서 '알레르기'를 넣어 검색해보면 급성 아토피 결막염, 천식지속상태, 알레르기비염, 두드러기 등이 나온다. 이들 질환으로 병원에 방문한 환자는 2015년 1,440만 명에서 2019년 1,529만 명으로 증가했다. 현대 사회가 복잡해지고 알레르기를 유발하기 쉬운

환경으로 바뀌면서 환자가 늘어난 것으로 보인다.

2019년 알레르기질환으로 지급된 요양급여 총액은 7,910억 원이 조금 넘는 수준이었고 단순 계산을 하면 1인당 의료비가 5만 2,000원가량이었다. 입원한 경우는 전체 중 4%가 되지 못했다. 이를 토대로 추정해보면 대부분 응급실에 와서 응급처치를 받고 돌아갔으며 일부는 외래 진료를 봤다고 할 수 있다.

알레르기를 진단하는 방법은 없을까? 있기는 하다. 피부에 여러 알레르겐(알레르기 반응을 일으키는 항원)을 묻혀 원인을 찾는 피부반응검사가 있다. 그런데 이 검사가 유용하다고 아주 자신 있게 말할 수는 없다. 결과에서 어떤 알레르겐이 음성으로 나온다고 하더라도 100% 장담하기 어렵기 때문이다. 어떤 알레르겐이 문제가 있다는 정도를 알아본다고 생각하는 게 좋다.

다른 방법도 있다. 의심되는 알레르겐으로 조심스럽게 실제 면역반응을 확인해보는 것이다. 이런 경우 아나필락시스가 나타날 가능성이 있기 때문에 반드시 충분한 설명을 듣고 결정해야 하며, 아나필락시스를 치료할 수 있는 의료기관에서 시행해야만 한다. 혈액에서 알레르겐에 대한 특이항체를 검출하는 방법도 있다. 검사에 비용과 시간이 많이 드는 데다가 검사할 때는 이미 증상이 없어진 경우가 많아 일반적으로 시행하지는 않는다.

알레르기에서 벗어나는 확실한 방법은 하나다. 알레르 겐으로 의심되는 물질을 피하는 것이다. 더러는 아예 시골 로 이사 가서 살기도 한다. 다소 과격하기는 하지만 환경을 바꿔 알레르겐에 노출될 상황을 없애는 방법이다. 자녀의 아토피 피부염 등으로 이런 결단을 하는 경우가 드물게 있 다. 그러나 시골에 가서 사는 것이 답은 아니다.

알레르기를 일으키는 가장 흔한 원인인 집먼지진드 기를 없애는 것부터 시작해볼 수 있다.[24] 집먼지진드기는 70℃ 이상이나 영하 17℃ 이하에서는 살지 못한다. 따라서 침구류를 삶으면 박멸할 수 있다. 또 습도가 60% 이하로 떨어지면 번식을 못 하고 40~50% 이하에서는 1일 이내에 죽어 없어진다.

집먼지진드기는 매트리스, 러그, 천 소파, 옷 등에서도 살기 때문에 되도록 햇볕에 잘 말리는 것이 좋다. 침대 매 트리스에 있는 집먼지진드기를 빨아들인다는 청소기도 있 는데, 잘 살펴봐야 한다. 진드기를 죽인다거나 미생물을 살 균한다는 제품을 공인할 검사법이 없기 때문이다. 과장 광 고를 통해 소비를 유도하는 측면이 다분하다.[25] 광고를 무 턱대고 믿기보다는 평소 꼼꼼히 청소하고, 침구류를 잘 말 리는 것이 더 바람직하다.

21 네이버 건강백과에 따르면 알레르기비염과 천식은 특정
    물질에 대한 과민반응으로 발생하며 '꽃가루'뿐 아니라
    '집먼지진드기'도 그 원인이 된다고 한다. https://terms.naver.
    com/entry.nhn?docId=926970&cid=51007&categoryId=51007

22 '아나필락시스'에 대해 서울대학교병원에서 제공하는
    의학정보를 참조하자. https://terms.naver.com/entry.nhn?docId=927
    112&cid=51007&categoryId=51007

23 의학 전문지 〈청년의사〉 2020년 3월 4일 자 기사 '봉침
    사망 여교사, 그 날 한의원에선 무슨 일이 있었나'를 보자.
    한의원에서 봉침 시술을 받은 교사가 아나필락시스에
    빠졌는데, 한의사가 바로 구급차를 부르지 않고 같은 건물에
    있는 가정의학과 전문의에게 도움을 요청했으나 결국
    사망한 사건이다. http://www.docdocdoc.co.kr/news/articleView.
    html?idxno=1078079

24 삼성서울병원 건강칼럼에 집먼지진드기에 관한 자세한
    설명이 나와 있다. 집먼지진드기는 25℃ 이상의 온도와
    80% 이상의 습도에서 잘 살기 때문에 천을 삶고 햇볕에
    잘 건조시키면 없앨 수 있다. 온돌 생활을 하던 과거에는
    집먼지진드기가 살기 힘들었지만 거주환경이 바뀌면서
    진드기가 번식하기에 좋아졌다. https://terms.naver.com/entry.nhn
    ?docId=2102596&cid=63166&categoryId=51019

25 2014년 1월 5일 자 〈매일경제〉 '진드기까지 제거한다던

누구나 아프다

침구청소기, 실상은…' 기사를 참고하자. 이 기사에서는 인기 침구청소기 제품들이 실제 성능보다 과장되었다고 말하고 있다. https://www.mk.co.kr/news/business/view/2014/01/20947/

아프지 않아도
돈은 든다

대대로 당뇨였던 우리 가족,
혹시 나도?

: 대사증후군과 유전질환

성인이 많이 걸린다고 해서 성인병으로 불렸던 당뇨. 요즘에는 그 개념이 바뀌어 생활습관병이라고 불린다. 생활 습관에 따라 젊은 나이에도 걸릴 수 있다는 뜻이 내포되었다.

당뇨병은 혈액 속 당을 조절하지 못해 여러 장기에 합병증을 일으키는 질환이다. 소아당뇨로 불리는 제1형 당뇨와 생활 습관과 밀접하게 관련된 제2형 당뇨로 크게 나뉜다. 치료하지 않고 방치하면 시력을 잃거나, 신장 기능이 망가져 투석해야 하거나, 말초신경이 제대로 기능하지 않아 상처가 나도 아픈 줄 모르게 된다. 흔히 당뇨발이라 부르는 당뇨병성 족부병증 또한 말초신경이 제 기능을 하지 못해 생기는 것이다.

당뇨 인구는 꾸준히 늘어나는 것으로 보인다. 국민건강영양조사에서 2011년부터 채혈을 통한 당뇨검사(당화혈색소 검사)를 해온 결과, 계속해서 증가하는 것으로 나타났다. 명확한 이유는 알 수 없지만 여성의 당뇨 유병률이 조금 더 뚜렷하게 늘고 있다.

심평원이 각 병원에 청구해 정리한 자료에서도 이런 흐름을 확인할 수 있다. 당뇨병으로 진료를 받은 환자 수는 2012년 221만 7,143명에서 2019년 321만 3,412명으로 연평균 5.4% 증가했다. 진료비도 2012년 5,392억 원에서 2019년 9,324억 원으로 연평균 8.1% 증가했다. 1인당 연간

아프지 않아도 돈은 든다

당뇨병 유병률 변화(단위: %)1

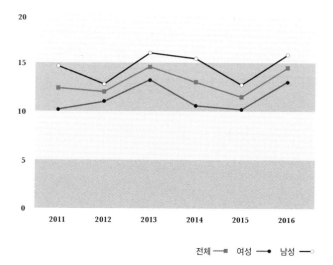

전체 ━■ 여성 ━● 남성 ━○

병원비로 따지자면 2019년 기준으로 29만 원가량 쓰이고 있다.

성인이 걸리는 제2형 당뇨병과 소아에게 발생하는 제1형 당뇨병을 나눠서 살펴보자. 먼저 제1형 당뇨병은 2012년 10만 4,804명이었고 2019년에는 4만 8,240명이었다. 연평균 10.5% 감소한 것이다. 이에 반해 제2형 당뇨병은 2012년 192만 284명에서 2019년 289만 776명으로 연평균 6% 늘어났다. 즉 당뇨병에 드는 연간 비용이 늘어나는 것은 제2형 당뇨병 때문이다.

1인당 연간 치료비를 보면 30만 원도 안 되니 생각보다 부담되지 않는다고 여길 수도 있다. 하지만 아주 잘못된 생각이다. 당뇨 합병증으로 콩팥기능을 잃고 만성신부전증에 걸려 투석을 받는 사람이나 발을 절단하는 사람을 생각하면 절대 가볍게 여겨서는 안 된다.

다행히 당뇨병성 족부병증 환자는 2012년 1만 6,462명에서 2019년 1만 5,287명으로 연평균 1.1% 감소했다. 외래 환자는 꾸준히 감소했지만 입원환자는 오히려 증가했는데, 대부분은 당뇨병성 족부병증에 경각심을 갖고 잘 관리하고 있지만 일부 사람들은 여전히 방치해서 결국 입원까지 한다고 해석할 수 있다. 당뇨족으로 입원한 환자는 연평균 2%씩 증가하고 있다(2019년 기준).

아프지 않아도 돈은 든다

당뇨병은 비만과 아주 밀접한 관련이 있다. 1990년 후반 비만 인구가 빠르게 늘면서 당뇨병과 고혈압 등 성인병 역시 급격히 증가한 것이 그 증거다. 이 시기쯤 대사증후군이라는 개념이 널리 알려지기 시작했다. 미국국립보건원U.S. Department of Health and Human Services에 따르면 다음 중 세 가지를 충족하면 대사증후군으로 볼 수 있다.[2]

① 혈당 장애: 공복혈당 110mg/dl 이상
② 복부비만: 허리둘레 남성 102cm, 여성 88cm 이상
　 (동양인은 남성 90cm, 여성 80cm 이상)
③ 고중성지방혈증: 중성지방 150mg/dl 이상
④ 낮은 HDL 콜레스테롤혈증: 남성 40mg/dl,
　 여성 50mg/dl 이하
⑤ 높은 혈압: 130/85mmHg 이상

'증후군'이란 위험인자들이 복합적으로 작용하는, 다시 말해 원인이 명확하지 않거나 단일하지 않은 병적 증상을 말한다. 대사증후군의 원인 역시 매우 복잡하다. 하지만 비만 때문에 생기는 '인슐린 저항성'이 가장 중요한 원인으로 밝혀졌다.

인슐린은 혈액 속 포도당의 농도를 낮추는 호르몬이다.

그런데 허리둘레가 늘어날수록 인슐린이 더 필요하다는 사실이 드러났다. 이런 현상을 인슐린에 저항성이 있다고 표현한다. 인슐린 저항성이 계속되면 혈액 속에 있는 인슐린 양도 늘어나게 되고, 나중에는 혈액 속 포도당 농도를 충분히 낮추지 못하는 당뇨병이 된다.

그렇다면 우리나라 비만 인구는 얼마나 될까? 실제 비만 인구는 심평원의 청구 데이터로는 짐작하기 힘들다. 비만 자체는 국민건강보험의 진료 대상이 아닌 비급여이기 때문이다. 그러나 국민건강영양조사라는 일부 표본을 뽑아 조사한 결과에 따르면 비만 인구가 꾸준히 늘고 있다. 국민건강통계에 따르면 체질량지수BMI 25 이상을 비만으로 봤을 때 1998년에는 26%가 비만이었고 2018년에는 34.6%가 비만이었다. 적어도 10명 중 3~4명이 비만이란 의미다. 자연히 당뇨 환자도 늘 수밖에 없다.[3]

생활습관병은 어느 한순간 갑자기 '병'이 되는 것은 아니다. 연속적인 변화이기 때문에 전당뇨병prediabetes이라는 개념도 생겼다. 전당뇨병으로 진단받은 경우 별다른 조치를 하지 않으면 몇 년 이내에 명백한 당뇨병이 된다. 아무것도 먹지 않은 공복 상태에서도 혈당이 조절되지 않는 경우나, 혈액 속 포도당 처리가 제대로 되지 않는 내당능장애가 있는 경우 당뇨병 진행 속도가 더 빠르다는 사실이 밝혀지기도 했다.

　최근에는 생활습관병을 생활 습관 교정으로 치료하자는, '생활습관의학Lifestyle Medicine'이라는 새로운 범주도 생겨났다.[4] 의학적으로는 당연한 내용인데, 생활 습관을 적극적으로 교정한 후에 약을 처방하자는 것이다. 예를 들어 당뇨병과 고혈압 치료를 위해 내원한 환자에게 바로 약을 처방하지 말고 운동과 식이조절을 통해 체중을 줄이고 근육량을 늘린 후 약을 쓸지 말지 고려하자는 주장이다.

　이론적으로는 맞는 말이지만 현실적으로는 어떨까. 현대인들은 습관을 고치기보다 간편하게 약으로 해결하고 싶어 한다. 의사가 '스트레스 받지 말고, 술 담배 하지 말고, 균형 잡힌 식생활과 적절한 운동을 해라' 하고 권한다 해도 각박한 삶이 실제로 변하지는 않는다. 몸무게를 줄이면 체형이 달라질 뿐 아니라 고혈압이나 당뇨 같은 만성질환에 걸릴 가능성도 확실히 줄어든다. 하지만 의사가 회사의 업무 스트레스를 줄여주거나, 회식을 좋아하고 술을 강요하는 상사를 바꿔줄 수는 없는 노릇이다. 그렇기 때문에 안타깝지만 사람들은 생활 습관을 바꾸기보다 간편하게 약을 먹어서 해결하는 방법을 선호한다.

　생활습관병이라고 불리게 되면서 말 그대로 평소 습관이 중요하다고 강조하고 있지만, 그렇다고 가족력을 무시할 수 있는 질환은 절대 아니다. 부모 중 1명에게 당뇨병이 있으면 자녀가 당뇨병에 걸릴 확률은 대략 20%이고 부모 모두 당뇨병인 경우에는 30~50%라고 한다.[5] 가족의 병력은 의사가 환자를 볼 때 상당히 중요하게 생각하는 부분이다.

부모에게 당뇨가 있다고 해서 자녀가 '반드시' 당뇨에 걸린다고 할 수는 없다. 유전적 소인이 있기는 하지만 체중 관리를 철저히 하고 식생활을 건강하게 유지하면 당뇨병을 피할 수 있다. 또 최근에 밝혀진 바로는 유전 성향도 노력하면 달라질 수 있다고 한다. 이런 현상을 후성유전epigenesis 이라고 한다.[6] 생활습관의학을 중요하게 여기는 분들은 생활 습관을 교정하면 후천적으로 유전자도 변한다고 주장하며, 그 근거로 후성유전학epigenetics을 내세우기도 한다.

드물기는 하지만 가족력이나 생활 습관과는 완전히 별개로 단일 유전자의 이상 때문에 당뇨병이 나타나기도 한다. 베타세포의 기능 장애를 일으키는 MODYmaturity-onset diabetes of the young라는 질환이 대표적이다.[7] 이 질병은 전체 당뇨병의 2~5%를 차지한다. 전형적인 유전병이라 소아나 청소년 시기에 발견되기 쉽다. 우리가 학생 때 배운 상염색체 우성 방식으로 유전되기 때문에 환자의 자녀는 50% 확률로 질병에 걸린다. 이 병에 걸릴 경우 인슐린 완전 결핍은 아니지만 인슐린 분비가 줄어든다고 알려져 있다.

아프지 않아도 돈은 든다

결론적으로 말하면, 부모님이 당뇨에 걸렸다고 해서 나도 당뇨에 꼭 걸린다고 말하기는 어렵다. 하지만 가족력을 무시할 수는 없다. 부모님에게 물려받은 유전 성향과 나쁜 생활 습관이 결합한다면 같은 나이대의 건강한 사람보다 더 쉽게 당뇨병에 걸릴 수 있다. 그렇기 때문에 올바른 식습관과 꾸준한 운동으로 비만이 되지 않도록 더 노력해야 한다.

1 대한당뇨병학회에서는 매해 당뇨 팩트 시트Diabetes Fact Sheet를 발표하고 있다. 2018년 당뇨 팩트 시트에서는 여성 당뇨 인구가 증가하고 있다고 밝히고 있다.

http://www.diabetes.or.kr/pro/news/admin.php?category=A&code= admin&number=1546&mode=view

2 미국국립보건원은 보통 NIHNational Institutes of Health로 부른다. 이곳 홈페이지에서 'ATPAdult Treatment Panel III Guidelines'라고 검색하면 해당 내용을 바로 볼 수 있다.

https://www.nhlbi.nih.gov/files/docs/guidelines/atglance.pdf

3 국가지표체계 홈페이지index.go.kr에서 비만 유병률을
   검색하면 국민건강영양조사 결과를 조회할 수 있다.
   국가통계포털kosis.kr에서도 조회가 가능하다.

4 생활습관의학을 새로운 학문이 아닌 범주로 본 이유가
   있다. 현재의 의학 지식으로 봤을 때 너무 당연한 이야기의
   묶음이기 때문이다. 이를 별개의 학문으로 생각하는 일부
   학자도 있기는 하다. 별도의 학문 체계라고 주장하면서
   진료실 밖의 사람들, 예를 들어 영양학자나 운동 트레이너
   등도 참여할 수 있도록 문호를 개방하기도 한다. 그렇다고
   하더라도 새로운 학문이 아니라고 생각하기 때문에 '범주'로
   표현했다.

5 대한당뇨병학회 홈페이지에 전문가뿐 아니라 일반인을
   위한 당뇨 정보가 있다. 당뇨의 유전 경향에 대한 정보 역시
   참고할 수 있다. 연세대학교 의과대학 강은석 교수가 기고한
   '당뇨병에서의 유전자 연구'에 자세한 내용이 있다.
   https://www.diabetes.or.kr/new_workshop/201205/ab5.html

6 일부 독자에게는 후성유전이라는 용어가 생소할 수도 있다.
   과거에는 수업 시간에 중요하게 언급되지 않았기 때문이다.
   후성유전학은 최근 비약적으로 유전학이 발달하면서 새롭게
   연구되는 학문으로 자세한 내용은 위키백과에 이해하기
   쉽게 나와 있다. https://ko.wikipedia.org/wiki/%ED%9B%84%EC%84
   %B1%EC%9C%A0%EC%A0%84%ED%95%99

7 MODY는 완전히 유전되는 당뇨다. 대한당뇨병학회 한글 논문인 〈당뇨병을 잘 동반하는 유전질환〉을 보면 MODY에 대해 자세히 알 수 있다. https://synapse.koreamed.org/Synapse/Data/PDFData/0178JKD/jkd-18-169.pdf

젊어 보이려면
제대로 돈을 써야 한다

: 탈모와 피부 관리

오래간만에 나간 동창회에서 머리카락이 많이 빠졌다는 소리를 들으면 기분이 나쁘다. 마찬가지로 얼굴이나 목 주위에 잡힌 주름 때문에 늙어 보이기도 싫다. 신경 쓴다고 탈모를 예방해준다는 샴푸나 피부 미용에 도움이 된다는 크림을 사용하기도 한다. 그런데 여기에도 함정이 있다. 제대로 아는 사람만이, 기대하는 효과를 경험할 수 있다.

탈모 치료, 검증된 방법을 찾아서

탈모는 말 그대로 머리카락이 비정상적으로 빠지는 증상이다. 건강한 사람도 머리카락이 하루에 50개에서 100개씩 빠진다. 머리카락이 정상적으로 빠지는 속도보다 빠르거나 특정 모양, 특정 부위에 확연하게 빠지는 것을 모두 탈모라고 한다.

탈모는 종류도 다양하다. 가장 흔한 것은 대머리라고도 부르는 남성형 탈모alopecia다. 그 외에 여성형 탈모, 원형 탈모, 곰팡이 감염에 따른 두부 백선, 루푸스에 따른 탈모도 있다.

정확한 탈모 인구는 집계할 수 없다. 추정하기로는 전 세계 남성 42%가 탈모이며 국내에서만 매년 20만 명이 탈모 때문에 병원을 찾는다고 한다.[8] 병원에 오는 탈모 환자만 보면 2012년 20만 3,305명에서 2019년 23만 3,628명으로 연평균 2% 증가했다. 남성은 계속 늘었으며 여성은 조금 줄어든 것으로 보인다. 진료비는 2012년 166억 원에서 2019년 303억 원으로 연평균 9% 늘었다. 1인당 진료비로 바꾸면 2019년 기준으로 1년에 13만 원 정도다. '돈이 얼마 안 들어가네?' 하고 생각할 수도 있다.

하지만 이 자료는 병원에서 건강보험을 적용한 환자를 대상으로 한 통계다. 미용이나 성형 등 생명과 연관이 없어 건강보험 적용이 되지 않는 '비급여'가 더 많다. 현재 탈모에 대한 보험 급여 기준은 질병과 연관된 원형 탈모에 국한되어 있다.[9] 심평원이 공시한 급여 기준에 따르면 노화에 의한 탈모증은 '국민건강보험 요양급여의 기준에 관한 규칙'에 따라 비급여 대상이다. 따라서 앞에 언급한 통계자료는 병원에 와서 약물을 처방받은 탈모 환자 중 일부의 기록이고, 심지어 머리카락을 심는 수술을 받은 경우는 완전히 빠져 있다.

탈모를 걱정하는 사람들은 간편하게 접근할 수 있는 일반의약품이나 기능성 상품에 의존한다. 탈모 방지 샴푸가 대표적인데, 탈모를 예방해준다고 광고하지만 실제로는 비타민 성분을 함유한 깃 외에는 일반 샴푸와 다를 바가 없다.[10] 두피에 영양을 공급한다는 이유로 의약외품으로 허가 받았지만, 안타깝게도 탈모를 예방하거나 머리카락을 새로 나게 하는 효과는 의학적으로 증명되지 않았다.

그런데도 많은 사람이 증명되지 않은 방법에 돈을 쓰고 있다. 2019년 12월 16일 〈약사공론〉에 보도된 기사에 따르면 국민들이 탈모 치료에 꽤 많은 돈을 사용하고 있다. 해당 자료는 국민건강보험공단이 운영하는 한국의료패널을 통해 나온 자료다.[11] 탈모 치료제는 본인 부담 의료비가 가장 많은 품목으로, 연평균 31만 4,716원이었다. 물론 이것도 의약품에 해당하지만 일반의약품도 포함된 수치라서 앞선 통계보다 더 많다. 국내 탈모 시장이 4조 원에 이른다고 평가하는 매체도 있다.[12]

그러면 의학적으로 증명된 탈모 치료법은 뭘까? 약물로는 프로페시아가 유명하다. 성분명은 피나스테라이드인데 남성호르몬을 억제하는 작용을 한다. 원래 전립선비대증 치료제로 개발되었으나 약물 부작용으로 털이 나는 현상이 발견되어 현재는 탈모 치료제로도 사용한다. 같은 계열 약물인 아보다트(성분명 두테스테라이드) 역시 전립선 치료제로 개발되었지만 탈모 치료제로 사용하고 있다. 식품의약품안전처가 전립선비대증 치료제뿐 아니라 탈모 치료제로도 사용할 수 있도록 허가한 것이다.

또 다른 약물로는 미녹시딜이 있다. 미녹시딜도 원래 고혈압 치료제로 개발되었다가 털이 나는 부작용이 발견되어 확대 적용한 약이다. 일반의약품으로 허가되었기에 피나스테라이드, 두테스테라이드와 달리 처방전 없이도 약국에서 구매할 수 있다. 다만 바르는 약이므로 먹는 약물에 비해 그렇게 효과적이지는 않아 먹는 약물과 병행하는 경우가 많다.

그 외에 효과가 입증된 치료법으로 머리카락을 심는 방법이나 일부 뒷머리를 절개해 피부판을 옮기는 수술이 있다. 머리카락을 심는 방법은 흉터가 생기지 않는다는 장점과 머리카락이 다시 빠질 수 있다는 단점이 존재한다. 그에 비해 피부판을 이식하는 방법은 호르몬의 영향을 비교적 덜 받는 뒷머리를 이식하기 때문에 흉터는 남지만 머리카락이 빠지는 정도는 덜하다. 머리카락을 심을 때는 2,000~3,000모를 심는데, 비용은 200만 원에서 300만 원 정도다. 절개 이식도 비용은 비슷하다.

비용도 중요하지만 병원과 수술하는 의사의 실력도 꼼꼼하게 확인해야 한다. 대표원장 1~2명만 경험이 많고 나머지 의사들은 그렇지 않은 경우도 있기 때문이다. 해당 병원에서 수술한 사람을 안다면 가장 좋다. 수술 전후의 모습을 직접 볼 수 있기 때문이다. 이와 더불어 얼마나 만족했는지 들을 수 있다면 금상첨화다. 문제는 그런 경험을 한

지인이 흔하지 않다는 데 있다. 그러다 보니 경험을 가장한 지식 답변이나 블로그, 유튜브 등을 이용한 바이럴마케팅에 현혹되기 쉽다.[13]

피부 관리, 잘 알고 선택하기

피부노화를 막기 위해 지출하는 비용은 가늠하기가 매우 어렵다. 개인이 사용하는 화장품까지 범주에 넣으면 어마어마한 규모가 되기 때문이다. 미국은 2017년 기준으로 175억 달러(20조 원) 수준이라고 한다.[14]

　피부노화를 막으려면 자외선을 막아야 한다. 자외선을 차단하기만 하면 또래보다 더 젊어 보일 수 있다. 똑같은 외모의 일란성쌍둥이라고 해도 자외선에 더 노출된 이에게 기미가 더 많은 것을 보면 알 수 있다. 피부가 자외선에 노출되면 활성산소라는 물질이 생기는데, 이것이 단백질과 탄수화물, 인지질을 손상시키고 그 결과 검은 반점이 생기거나 주름이 진다는 사실이 밝혀졌다.

　자외선을 차단하는 간단한 방법은 자외선차단제를 바르는 것이다. 여름뿐만 아니라 사계절 모두 발라야 한다. 바깥 활동이 많다면 SPFsun protection factor 50과 PAprotection grade of UVA +++ 이상인 자외선차단제를 권한다. SPF는 숫자가 높을수록 자외선B를 잘 차단하고 PA는 '+' 표기가 많을수록 자외선A를 잘 차단한다. 시간이 지나면 자외선 차단 효과가 떨어지기 때문에 3시간마다 덧바르는 것이 좋다.

로션을 발라 피부 보습을 유지하는 것도 매우 중요하다. 피부가 노화될수록 피부 내 수분이 줄어들고 각질이 생기기 쉽다. 각질 때문에 가려워져 피부를 긁으면 피부가 손상을 입으면서 각질이 떨어지는 악순환에 빠진다. 노인들의 만성 가려움증에는 로션이 특효약이다.

자외선차단제와 로션은 비교적 값이 싼 화장품이다. 그런데 여성용 기능성화장품은 가격이 매우 비싸다. 항산화 성분이 함유되었다는 이유다. 항산화 성분은 활성산소 생성을 차단해 노화를 막는다고 알려져 있다. 하지만 대부분 실험실에서만 재현이 된다. 게다가 효과가 있다 하더라도 실험실에서 항노화 작용을 하는 농도는 실제 판매 중인 화장품에 포함된 농도보다 훨씬 높다.

슈퍼마켓이나 편의점에서도 살 수 있는 자외선차단제가 아닌 병·의원에서 의사의 처방을 받아 사용해야 하는 화장품도 있다. 비타민A 크림이다. 비타민A는 '레티놀'이라고 불린다. 가임기 여성이라면 사용 전에 임신 여부를 확인해야 한다. 비티민A를 과잉 공급하면 사산하거나 기형아가 생길

아프지 않아도 돈은 든다

수 있기 때문이다. 또한 병원에서 처방받는 비타민A 크림은 피부 자극과 같은 부작용이 있을 수도 있다.

일반 화장품 중에도 레티놀이라는 이름이 붙은 것이 많다. 이 제품들에도 비타민A 성분이 함유되어 있다. 대신 병원에서 처방하는 비타민A 크림보다 농도가 낮다. 그런데 피부 미용을 위한 기능성화장품이라는 명목으로 상당히 비싸다.

피부 미용을 위한 투자로 뭐니 뭐니 해도 병·의원에서 받는 보톡스와 레이저치료를 빼놓을 수 없다. 일반 명사처럼 사용하는 '보톡스'는 미국 제약회사인 엘러간에서 보툴리눔톡신botulinum toxin을 이용해 만든 제품의 이름이다.[15] 보툴리눔톡신은 신경을 마비시키는 독소인데, 통조림이 상했을 때 나오는 독소다. 상한 통조림을 먹으면 사람이나 동물이 숨을 쉬지 못해 죽는다는 것을 알게 되었다. 신경이 마비되니 호흡 근육에도 영향을 미쳐 결국 사망하게 되는 것이다.

이런 원리에 착안해 만들어진 것이 보톡스다. 주름을 없애는 미용 목적으로 사용할 뿐 아니라 사시와 같은 안구의 근육 이상이나 비정상적인 눈꺼풀경련, 과민성방광 등에도 사용한다. 보톡스는 한 병에 100단위100U이며, 미용 목적으로는 1회 주사에 한 병 정도 사용한다. 보톡스 주사의 치사량은 성인 기준 30병을 한꺼번에 투약해야 할 정도니 대체로 안전하다고 할 수 있다.

가격은 예전에 비해 상당히 저렴해졌다. 부위에 따라 다르기는 하지만 대체로 10만 원 이내다. 미간 주름을 없애는 목적으로는 5만 원, 이마는 7만 원 정도다. 사각턱을 교정하기 위해 맞으면 10만 원이다. 시술하는 의사의 숙련도에 따라 비용이 달라진다.

대표적인 부작용은 눈이 감기지 않거나 씹는 힘이 약해지는 것이다. 다행히 시간이 지나면 풀리는데, 효과가 지속적이지 않아 주기적으로 주사를 맞아야 하는 점이 반대로 단점이 되기도 한다. 자주 맞으면 약물에 내성이 생겨 지속 기간이 짧아지고 용량을 늘려야 하는 단점도 있다.

레이저시술은 피부에 손상을 줘서 새살이 나게 한다. 레이저마다 특성이 다르고 효과도 다르다. 시장경쟁이 심해지면서 이른바 '덤핑dumping'이 생겨 의외로 저렴하게 접할 수도 있지만, 어떤 레이저를 사용하고 있는지 잘 살펴봐야 한다.

한국소비자원의 조사에 따르면 피부 미용 시술을 하는 많은 의원에서 할인해주겠다며 진료비를 선납받고, 계약 해지 시 환급을 거부하거나 과다한 위약금을 요구하는 사례가 늘고 있다고 한다.[16] 또 레이저시술 결과가 만족스

럽지 않아 분쟁이 생기는 경우도 종종 있으니 믿을 수 있는
의사를 찾아 정확하게 진단받고 예상 결과를 듣는 것이 무
엇보다 중요하다.

8 〈동아사이언스〉에 실린 박한선 전문의의 '남성 10명 중 4명
울리는 탈모'란 칼럼을 보면 전 세계 남성의 42%가 탈모라고
한다. 우리나라에서 병원에 오는 탈모 환자는 20만 명이라고
하지만, 병원에 방문하지 않고 탈모에 효과가 있다는 샴푸나
민간요법을 사용하는 인구는 더 많을 것으로 추정된다.
http://dongascience.donga.com/news/view/32940

9 심평원 홈페이지 '알기 쉬운 급여혜택 – 자주 묻는
진료항목'이라는 세부 페이지에서 다양한 질환을
검색해보자. 어떤 질병이 급여인지 비급여인지 알 수 있다.
http://www.hira.or.kr/dummy.do?pgmid=HIRAA030060000000

10 〈시사저널〉의 기사 '탈모 방지 샴푸, 효과 없다'에 관련된
내용이 잘 정리되었다. http://www.sisajournal.com/news/articleView.

html?idxno=165512

11 국민건강보험과 한국보건사회연구원은 한국의료패널이라는
표본집단을 대상으로 의료비용을 분석해 주기적으로
보고하고 있다. 국민건강보험과 심평원의 청구 데이터가
보험 급여 환자의 자료에 국한되어 있다는 약점을
보완하려는 수단인 셈이다. 한국의료패널 데이터를 통해서는
일반의약품에 대한 소비도 알 수 있다는 장점이 있다.
https://www.kpanews.co.kr/article/show.asp?idx=209481&category=B

12 〈아이뉴스24〉는 '4조 원 규모 탈모시장 겨냥 경쟁 활활'이란
기사에서 국내 탈모 인구가 1,000만 명에 육박하며 심평원과
관련 시장의 견해에 따르면 시장 규모가 4조 원이라고
명시했다. http://www.inews24.com/view/1225971

13 바이럴마케팅Viral Marketing, 이른바 입소문마케팅은
바이러스처럼 퍼져 나가는 효과를 볼 수 있다는 마케팅
기법이다. 바이럴마케팅을 이용해 실력이 없는데도 있는
것처럼 포장할 수 있는데, 2018년 9월 26일 SBS 뉴스 보도에
따르면 네이버 계정 6,000개를 사들여 '지식인'에 위장
광고를 한 사례가 있었다. 이들은 특정 상품에 대한 후기를
실제 사용자인 듯 속이는 방법으로 광고했다고 한다. 이런
업체가 블로그, 페이스북, 유튜브에 상당히 많다.
https://news.naver.com/main/read.nhn?mode=LSD&mid=sec&sid1=102
&oid=055&aid=0000677140

아프지 않아도 돈은 든다

14 시장조사기관인 IBIS월드가 시장 규모를 가늠할 수 있도록
자료를 배포하는데, 이에 따른 기사들을 참고할 수 있다.
레이저치료와 리프팅, 톡신과 필러 등 글로벌 안면 미용 시술
시장은 2015년 34억 달러에서 연평균 10.1% 성장해 2021년
55억 달러, 약 6조 2,000억 원에 이를 것으로 예측했다.
자세한 내용은 〈한국경제〉 '피부미용보다 피부관리…
패러다임 바뀌는 화장품업계 체질 개선ing'를 참고하라.
https://www.hankyung.com/economy/article/201903143830g

15 보툴리눔톡신을 이용한 의약품 중 국내 제약사에서 생산한
약품도 많다. 대표적으로 대웅제약에서 만든 나보타가 있고,
메디톡스에서 생산한 메디톡신이라는 제품이 있다. 그런데
이 제품들은 사이에 균주를 두고 갈등하고 있다. 자사
제품을 가져가 복제한 것 아니냐는 의구심 때문이다.
http://www.docdocdoc.co.kr/news/articleView.html?idxno=1071795

16 2019년 5월 28일 〈연합뉴스〉는 피부과나 성형외과 등에서
할인 혜택을 내세워 진료비를 선납받고 해지 시에 제대로
환급하지 않는 일이 많다고 보도했다. 한국소비자원의 조사
결과를 인용한 뉴스였는데, 일부에서는 소비자분쟁해결
기준에 따른 환급액을 규정해놓고도 지키지 않는다고 하니
주의가 필요하다. https://news.naver.com/main/read.nhn?mode=LSD
&mid=sec&sid1=101&oid=001&aid=0010851929

비싼 만큼
정말 효과 있는 걸까?

: 건강보조제

아프지 않아도 돈은 든다

건강에 도움이 된다는 영양제 광고를 심심찮게 볼 수 있다. '먹은 날과 먹지 않은 날을 비교해보세요'라는 광고 멘트부터 '피로는 간 때문'이라는 인식을 심어주는 로고송까지 정말 기발하다.[17] 교묘하게 선을 넘나드는 이런 광고 때문에 오해하는 소비자도 많다. 심지어 일부 건강보조식품이 코로나19를 예방하는 효과가 있다고 홍보해서 판매량이 늘었다는 언론보도도 있었다.

언뜻 들어보면 전부 진실 또는 사실인 듯하지만, 부분적 진실을 곡해해 전체가 진실인 양 보여주는 경우가 많다.[18] 이런 것이 광고의 기술일지 모른다는 생각이 들기도 한다.

꼭 필요한 영양제 vs
먹어도 그만 먹지 않아도 그만인 영양제

영양제를 분류하는 다양한 기준이 있지만, 이 책에서는 실용적으로 '꼭 필요한 영양제'와 '먹어도 그만 먹지 않아도 그만인 영양제'로 구분하겠다. 반드시 먹어야 하는 영양제는 대부분 병·의원에서 의사가 처방한다. 예를 들어서 임신한 경우에는 철분제나 엽산제, 골다공증이 의심될 때는 칼슘보충제 또는 비타민D 보충제, (최근에는 보기 드문 질환이 되었지만) 비타민C가 부족해 생기는 괴혈병에는 비타민C를 처방한다. 입으로 음식을 먹지 못하면 정맥주사로 영양을 공급하기도 한다. 이 주사제는 지질부터 단백질 성분까지 생존에 필요한 영양분을 담고 있다.

이렇듯 원인이 있고 해당 성분이 부족해 치료 목적으로 사용하는 영양제는 의사가 처방해 신경 쓰지 않아도 '알아서' 먹게끔 해준다. 나머지 영양제는 '먹어도 그만 먹지 않아도 그만'인 셈이다. 다시 말해 식사 잘하는 평범한 사람에게는 필요 없다. 그런데 왜 우리는 영양제에 의존하는 것일까? 한국건강기능식품협회에 따르면 국내 영양제 시장 규모(정확히는 건강기능식품 시장 규모)가 꾸준히 성장해 3조 8,000억 원에 이른다고 한다.[19]

이런 현상을 불러온 여러 이유가 있을 것이다. 우선순위를 따지기는 어렵지만 우리나라 경제가 빠르게 성장한 것과 무관하지 않다. 또 건강에 신경 쓰기 힘든 현대인의 '불편한 마음'에 적지 않은 위로를 주는 측면도 있다. 적절한 운동이나 건강한 식생활을 못 했으니까 이거라도 잘 먹자는 심리가 있다는 거다.

마지막으로 의사의 영역이 '의학medicine'에서 '웰빙wellbeing'으로 확대된 것도 적지 않은 영향을 끼쳤다고 본다. 불과 20여 년 전만 하더라도 웰빙은 의학의 영역이 아니었다.

다분히 상업적인 목적을 가진 회사의 영역으로 여겨졌는데, 웰빙의 대표 상품이 영양제다. 기능성 제품으로 식품의 약품안전처의 기준을 충족했다고는 하지만, 이는 큰 부작용이 없거나 도움이 될 수도 있는 성분을 함유한 정도다.

요즘에는 정도의 차이는 있지만, 의사들도 웰빙 영역에 뛰어들고 있다. 피부 관리나 성형을 넘어 병·의원에서 화장품이나 영양보조제 등을 전시하고 판다. 더 적극적으로는 화장품과 영양보조제를 직접 만들어 판매하기도 한다. 사실 의사가 만든다는 것 빼놓고는 상업적인 목적으로 영양제 만드는 여느 회사들과 다르지 않다. 문제는 소비자가 '의사가 만들었으니 나에게 꼭 필요한 것'으로 오해할 수 있다는 점이다. 요즘에는 방송에서 유명해진 의사가 별도로 먹는 건강기능식품을 만들어 판매하기도 한다. 이는 의사 윤리강령에 어긋난다는 지적도 있다.[20]

임신이나 그 외 질병으로 진단되어 필요한 영양분을 공급하기 위해 처방받은 영양제가 아니라면 나머지는 반드시 먹어야 하는 약이 아닌 셈이다. 의사가 판매하는 주사제나 먹는 보충제라 하더라도 말이다.

근거는 부족하고 안타까움은 넘치는 미용 주사

웬만한 병·의원에 가면 피로를 풀어주고 예뻐지게 해준다는 영양주사가 있다. 대표적으로 태반주사, 마늘주사, 감초주사, 신데렐라주사, 백옥주사 등이다. 태반주사는 말 그대로 태반(자하거) 추출물 또는 가수분해물로 만든 것이며, 마늘주사는 푸르설티아민frusultiamine으로 불리는 비타민B1, 감초주사는 글리시진glycyrrhizin, 신데렐라주사는 티옥트산thioctic acid, 백옥주사는 글루타티온glutathione 성분으로 만들어졌다. 가격은 주사 한 번에 3만 원에서 5만 원 정도다.

이름만 들으면 미용 목적의 주사 같지만, 실제 성분을 보면 영락없는 전문의약품이다. 이 제품들은 질병 치료와 완화 목적으로 사용할 수 있도록 허가받았다. 예를 들어 태반주사는 간 기능 개선, 신데렐라주사는 당뇨병으로 생긴 말초신경병증에 이용하는 제품이다. 그런데도 많은 사람이 이 주사를 미용 목적으로 사용한다.

보건복지부가 만든 독립 연구기관으로 보건의료기술에 대한 근거 개발을 하는 국가기관 한국보건의료연구원의 조사에 따르면 이들 주사제의 '미용 효과'는 임상적 근거가 없다.[21] '이론적 근거'는 있다. 대부분의 성분이 노화 작용을 막을 수 있다는 항산화물질이다 보니 실험실에서 연구

아프지 않아도 돈은 든다

한 결과에서는 제한된 근거를 찾을 수 있다. 하지만 실제 사람이 먹었을 때 어떤 효과를 나타내느냐에 대한 연구가 부족하다.

그런데도 적지 않은 의사가 이들 제품을 지지하고 있다. 앞서 말했듯 이런 현상은 '웰빙 영역'으로의 진료 범위 확장과 관계가 있다. 의사들의 영역 확장은 의료 환경의 변화와 밀접하게 연결된다. 근거 있는 의료 행위의 대부분이 국민건강보험에 속해 있고, 비용 책정도 정부가 하다 보니 병·의원의 재정 형편에는 관심이 없다. 그러던 중 웰빙 열풍이 불었고, 이론적 근거도 있으니 많은 의사가 안타깝게도 여기에 빠져든 것이 아닐까.

이런 종류의 약물 효과를 신뢰하고 연구하는 학회도 생겼다. 정주의학회, 기능의학회라는 곳인데 회원은 대부분 개원의사(병원을 스스로 개원한 의사를 말한다. 보통 작은 의원인 경우가 많다)고 일부 대학병원 의사도 있다. 이들 학회에서 학술적인 연구도 하겠지만, 척박해진 동네 병원 상황을 개선해줄 주사제에 대한 이론적 배경을 알리는 데 더 열심인 것으로 보인다. 이것이 대한민국 의료의 현실이다. 매우 안타깝다.

현대 의학을 공부한 의사들은 사이비 의료업자나 일부 한의사를 비판하면서 '근거가 없다', '안전성 검증이 안 되었다'고 하지만, 정작 자신들의 행위에 대해서는 지나치게 관대하다. 우리나라를 방문했던 하비 파인버그 전 미국의 학원IOM 원장이 한 말이 기억에 남는다. 그는 '의사에게 주어진 가장 중요한 임무 중 하나가 잘못된 일을 거부하는 것'이라고 했다. 잘못된 치료를 거부하는 모습을 보일 때, 잘못된 의료제도를 거부할 명분도 생긴다.

인기를 끌고 있는 유산균 제제, 먹어야 하나?

한때 유행으로 그칠 것 같더니 장내미생물에 대한 관심이 높아지면서 꾸준하게 인기를 끌고 있는 영양제가 있다. 바로 유산균 제제다. 장내미생물이 면역력[22]뿐 아니라 비만, 더 나아가 정신 건강에도 영향을 미친다고 한다.[23]

건강한 사람의 장내미생물을 면역력이 약한 사람에게 이식해주면 치료 효과가 있을지에 관한 연구도 진행되고 있다. 대장 내 유익한 세균을 이식하는 방법으로 일명 '변 이식', '대변 이식술', '분변 미생물 이식술' 등으로 불린다. 단어에서 알 수 있듯, 건강한 사람의 변에서 세균만 골라 이식하는 것이다.

장내미생물의 중요성이 강조되고 있지만, 장내미생물이

아프지 않아도 돈은 든다

유산균과 어떤 관계인지는 아직 연구 단계에 머물러 있다. 그런데도 많은 유산균 제품이 장내미생물에 긍정적인 영향을 미친다며 다소 과장된 광고를 한다.

의학적인 입장에서 보자면 굳이 비싼 돈을 내면서까지 유산균을 먹어야 할 근거가 없다. 국민건강보험공단에서도 보험 적용을 해주지 않는다. 여유가 되는 사람이라면 일부 제품을 시험 삼아 먹어볼 수 있겠으나, 제품이 몸에 맞지 않는다면 복용을 중단하는 것이 맞다.

최근에는 유산균의 먹이라는 의미의 프리바이오틱스prebiotics와 장까지 살아서 내려가는 유산균이라는 의미의 프로바이오틱스probiotics까지 상품으로 등장했다. 위산에 약한 유산균을 장까지 내려보내는 일이 큰 숙제였는데 이것이 기술적으로 가능해지자 전문적인 용어까지 사용해 제품 광고를 하기 시작한 것이다. 이 역시 과장된 광고일 가능성이 있다.

유산균을 꼭 먹어야 하는 것은 아니다. 소비자가 직접 구매한다면 가격, 제조 기관 등을 꼼꼼히 살펴봐야 한다. 적어도 유산균을 고를 때 비싼 것이 좋은 것이란 생각은 접는 편이 좋다.

오메가3와 크릴 오일, 귀하거나 불필요하거나

오메가3는 꽤 오래전부터 건강기능식품[24]으로 판매되었다. 판매자들은 오메가3가 순환기계뿐 아니라 암, 인지장애 등에도 효과가 있다고 주장한다. 하지만 안타깝게도 이 또한 꼭 먹어야 하는 영양제는 아니다.

오메가3를 귀하게 취급하던 이유가 있다. 이는 불포화지방산인데 사람 몸에서 만들지 못하고 음식물로만 얻을 수 있기 때문이다. 오메가3는 고등어 같은 등푸른생선에 많이 들어 있지만, 심혈관질환을 예방한다는 확실한 근거는 지금까지 입증하지 못했다.[25]

많은 학자가 오메가3에 특별한 효과가 없다고 말하지만 인터넷 뉴스를 검색해보면 근거가 있다는 기사가 상당수 올라온다. 대개 오메가3를 판매하는 회사의 후원으로 진행된 연구인데, 이런 자료를 무턱대고 믿고 쓴 기사들 때문에 오해가 반복되고 있다.

크릴 오일 역시 오메가3와 비슷한 기름 성분이다. 크릴에서 추출한 기름인데 오메가3보다 효과가 좋다고 광고하며 판매한다. 가격은 몇만 원 수준. 그러나 의학적인 효과는 역시 검증되지 않았다. 이런 사실을 모르는 많은 사람이 오늘도 불필요한 지출을 하고 있다.[26]

결론적으로 임신했을 때나 특정 질병이 있을 때, 의사가 처방하고 건강보험이 적용되는 경우만 필요한 영양제라고 생각하면 된다. 그 외에는 반드시 먹을 필요도 없고, 먹어도 건강에 도움이 된다는 근거가 없거나 의학자들 사이에 논란이 진행 중인 것이다.

17 2011년 7월 28일 의학 전문지인 〈메디칼타임즈〉에는
    '우루사 광고 효과 1위'란 제목의 기사가 실렸다.
    '간 때문이야'라는 중독성 있는 로고송 덕분에 인지도가
    엄청나게 높아졌다는 내용이다. 한국CM전략연구소 자료를
    인용했는데 서울과 수도권 거주 10~59세 남녀 1,200명을
    대상으로 호감도 조사를 실시했다고 한다. 흥미롭게도
    5위에는 박카스, 6위에는 이가탄, 19위에는 인사돌이 올라
    영양제 시장이 굉장히 크다는 사실을 간접적으로 알려줬다.
    http://www.medicaltimes.com/Users/News/NewsView.html?ID=103928

18 2011년 10월 20일 자 〈한국경제신문〉에는
    대웅제약 우루사의 '간 때문이야' 로고송이

방송통신심의위원회로부터 '권고'를 받았다는 내용이
실렸다. 방송심의위원회는 해당 로고송의 표현 때문에 "모든
피로가 간 때문이라는 오해를 살 수 있다"며 해당 CF를
방송한 방송사들에 권고 조치를 내렸다고 밝혔다.
https://www.hankyung.com/it/article/2011102085698

---

19 2018년 1월 24일 자 〈약사공론〉에는 '건기식 '잘 나가네'…
지난해 시장규모 3조 8,000억 원으로 17.2% 성장'이라는
제목의 기사가 게재되었다. 2015년 2조 9,468억 원이었던
시장 규모가 2016년 3조 2,552억 원, 2017년에는 3조
8,155억 원으로 성장했다는 내용이다.
https://www.kpanews.co.kr/article/show.asp?idx=190964

---

20 2019년 10월 24일 자 〈쿠키뉴스〉에는 '쇼닥터 징계
흐지부지 이유는'이란 제목의 고발 기사가 실렸다. 쇼닥터란
방송매체에 빈번히 출연해 치료법이나 건강기능식품을
추천하는 의료진을 가리킨다. 2015년 개정된 의료법에 따라
대한의사협회는 보건복지부에 최대 1년의 자격정지 처분을
요구할 수 있지만, 단 한 번도 그런 요구를 하지 않았다고
한다. 2019년 국정감사에서 이런 쇼닥터의 문제점이
지적되기도 했다.

---

21 한국보건의료연구원 김민정 연구위원이 2017년 5월
대한의학회 E-뉴스레터에 기고한 글을 보자. 이미 연구가
완료된 논문들을 수집해 체계적으로 분석한 결과, 주사제의
미용 효과에 대한 근거를 찾을 수 없다고 한다.

아프지 않아도 돈은 든다

22 영국 허더스필드대와 이탈리아 밀라노대 등
국제공동연구진은 유산균이 뿜는 특정 물질이
사람의 면역반응을 높인다는 사실을 밝혀 국제학술지
〈응용환경미생물학Applied and Environmental Microbiology〉에
발표했다. 유산균인 락토바실러스가 다당류를 분비하는데,
이 다당류에서 세포 면역반응을 유도하는 물질인
'사이토카인'이나 '케모카인'이 나왔다는 것이다. 관련 내용은
〈연합뉴스〉 2016년 12월 3일 자 기사에서도 확인할 수 있다.
https://news.naver.com/main/read.nhn?mode=LPOD&mid=sec&oid=001
&aid=0008865184&isYeonhapFlash=Y

23 2019년 10월 30일 자 〈동아일보〉 '제2의 뇌, 장 건강을
지켜라' 기사는 장-뇌 연결축Gut-Brain Axis 이론을 언급하며
장내미생물이 감정에도 영향을 미친다고 보도했다.
장내미생물이 우울증 더 나아가 치매까지도 영향을 줄 수
있다고 한다. https://news.naver.com/main/read.nhn?mode=LSD&mid
=sec&sid1=105&oid=020&aid=0003250200

24 건강보조식품과 건강기능식품의 차이를 아는가. 2017년 2월
15일 자 〈동아사이언스〉 기사에서 이를 잘 구별해주고 있다.
간단히 정리하면 식품의약품안전처가 제조 기관이나 성분
등을 판단해 여러 건강보조식품 중 골라 인증해주는 제품이
건강기능식품이다. 하지만 건강기능식품도 의약품이 아닌
'식품'이란 사실을 잊어서는 안 된다. http://dongascience.donga.

com/news.php?idx=16583

25 2017년 12월 12일 자 〈뉴스1〉 기사에는 여러 임상시험을
    종합한 연구인 메타분석meta-analysis 결과가 보도되었다.
    국립암센터 명승권 교수는 오메가3를 분석한 58편의 논문을
    분석한 결과 심혈관질환을 예방하는 효과가 없었다고
    보고했다. 메타분석은 신뢰도가 높은 연구다.
    https://www.news1.kr/articles/?3177967

26 2019년 8월 29일 자 〈헬스경향〉 '크릴오일, 오메가3보다
    진짜 효과 뛰어날까' 기사를 보자. 어려울 수 있는
    내용이지만 비교적 자세하게 취재해 보도하고 있다. 결론만
    이야기하자면 의학적으로 심혈관질환 예방 효과가 있다고
    증명되지 않았다는 것이다. 그런데도 불티나게 판매된다고
    하니 안타까운 일이다. https://www.k-health.com/news/articleView.
    html?idxno=45283

아프지 않아도 돈은 든다

성인도 예방주사를
맞아야 한다

: 성인 예방접종

건강을 지킬 수 있는 가장 좋은 방법이 무엇일까? 밥을 잘 먹는 것? 그것도 맞다. 음식을 잘 섭취하고 소화해 배출하는 것만큼 중요한 일도 없다. 잠을 잘 자는 것도 빠질 수 없다. 여기에 적당한 운동까지 해준다면 금상첨화다. 이것들은 의학의 발달과는 무관하게 인간의 생사에 빠질 수 없는 요소다. 그러나 질문의 의도는 다른 데 있다. 21세기 현대인으로서는 무엇을 해야 더 건강할 수 있을까?

위생? 꽤 근접했다. 19세기 이그나즈 제멜바이스의 발견 전까지 사람들은 위생이 얼마나 중요한지 몰랐다. 당시에는 산욕열로 죽는 산모가 많았는데, 병자나 시체를 만진 후 손을 씻지 않고 출산을 도운 의사가 많았기 때문이다. 제멜바이스는 손을 씻고 산모를 돌본 의사와 그러지 않은 의사의 차이를 발견했다. 물론 염소액에 손을 씻은 의사 그룹의 산욕열 발생률이 더 낮았다.[27] 과거 위생이란 개념이 없을 때와 비교하면 위생이 인류의 수명을 획기적으로 늘린 것은 맞다. 하지만 지금은 당연한 상식이라 기대했던 정답이라고는 할 수 없다.

영양제? 완벽한 오답이다. 합성비타민이나 무기질이 수명을 늘리고 건강을 지켜준다는 근거는 아직 부족하다. 오히려 합성비타민이 수명을 줄인다는 논문도 있다. 존스홉킨스의대 연구 결과에 따르면 거의 모든 비타민, 미네랄, 영양

보충제 등은 수명 연장이나 심장질환 예방에 효과가 없다고 한다.[28]

정답은 '예방접종'이다. 예방접종은 건강을 지켜주면서 저렴하기까지 한 수단이다. 좀더 학술적으로 말하면 감염병을 예방하는 데 가장 효과적이며, 비용 대비 편익이 가장 높은 공중보건 수단의 하나라고 표현할 수 있다. 18세기 영국 의사 에드워드 제너가 우두의 고름을 긁어 피부에 주입하는 우두접종을 발견하기 전까지, 인간과 질병의 전쟁은 언제나 인간의 처절한 패배로 끝났다.[29] 이해를 돕기 위해 시간을 조금만 뒤로 돌려보자.

19세기 초, 인도에서 발생한 콜레라는 식민지 군대와 활발해진 무역 탓에 유럽 각지로 널리 번져 일주일 만에 군인 5,000명을 죽음으로 이끌었다. 콜레라는 지금까지 총 일곱 차례 세계적 유행을 일으켰고 수십에서 수백만 명에 이르는 사망자를 냈다. 감염되면 몇 시간 안에 심한 설사를 하는 데다가 치사율이 50%에 이르는 악명 높은 병이었다. 지금도 제1군법정감염병으로 관리하고 있지만, 위생 개념이 발달하고 예방할 수 있는 백신이 개발되면서 대중의 관심에서 벗어나게 되었다.[30]

소아마비도 마찬가지다. 소아마비는 폴리오바이러스에 의한 감염 때문에 심하면 생명을 잃거나 후유증으로 다리가 마비되는 병이다. 주로 소아에게 발생한다고 소아마비로 불렸으며, 감염되면 다리를 절거나 심한 경우 목발 또는 휠체어를 이용해야 했다. 그러나 소아마비 백신이 생긴 덕분에 이제는 감염되는 일이 드물다.

이렇듯 몇만 원 안 되는 비용으로 엄청난 질병을 막을 수 있다고 하니 획기적이지 않을 수 없다. 그런데 예방주사는 어린아이만 맞는 것이라고 생각하는 사람들이 있다. 절대 그렇지 않다. 성인도 맞아야 하는 백신이 있다.

예방접종이 필요한 대표적인 질환이 인플루엔자, 즉 독감이다. 매년 겨울철이 되면 독감이 유행해 많은 사람이 고생한다. 젊고 건강하면 며칠 앓다가 저절로 회복될 수 있지만 노약자는 폐렴으로 사망에 이를 수도 있다. 통계청에 따르면 우리나라에서 독감으로 사망한 사람은 연간 3,000명 정도고 이 중 65세 이상 노인이 약 90%다.[31] 미국도 비슷한 수준이다. 〈미주중앙일보〉에 따르면 2019년 12월 30일 기준 독감 사망자가 1,800명에 이르며 특히 12월 15일부터 21일까지 일주일 만에 300명 이상이 사망했다고 한다.

독감이 이렇게 위험한 질병인 줄 몰랐던 사람도 있을 것이다. 그래서 매년 국가가 나서서 65세 이상의 노인에게 독감 예방접종을 무상으로 실시한다. 예방접종이 없던 시절에는 우리나라 전체 인구수만큼 많은 사람이 독감으로

아프지 않아도 돈은 든다

질병관리본부에서 권장하는 성인 예방접종 일정표[32]

대상 감염병 (백신 종류)	만 19 ~29세	만 30 ~39세	만 40 ~49세	만 50 ~59세	만 60 ~64세	만 65세 이상
인플루엔자 (Flu)	위험군에 대해 매년 1회			매년 1회		
파상풍/ 디프테리아/ 백일해 (Tdap/Td)	Tdap으로 1회 접종, 이후 매 10년마다 Td 1회					
폐렴구균 (PPSV23)	위험군에 대해 1회 또는 2회					1회
폐렴구균 (PCV13)	위험군 중 면역저하자, 무비증, 뇌척수액누출, 인공와우 이식 환자에 대해 1회					
A형간염 (HepA)	2회		항체 검사 후 2회	위험군에 대해 항체검사 후 2회 접종		
B형간염 (HepB)	위험군 또는 3회 접종/감염력이 없을 경우 항체검사 후 3회 접종					
수두 (Var)	위험군 또는 접종력/ 감염력이 없을 경우 항체검사 후 2회 접종					
홍역/유행성 이하선염/풍진 (MMR)	위험군 또는 접종력/ 감염력이 없을 경우 1회 또는 2회 접종			* 가임 여성은 풍진 항체검사 후 접종		

대상 감염병 (백신 종류)	만 19 ~29세	만 30 ~39세	만 40 ~49세	만 50 ~59세	만 60 ~64세	만 65세 이상
사람유두종 바이러스 감염증 (HPV)	만 25 ~26세 이하 여성 총 3회					
대상포진 (HZV)					1회	
수막구균 (MCV4)	위험군에 대해 1회 또는 2회					
B형 헤모필루스 인플루엔자 (Hib)	위험군에 대해 1회 또는 3회					

연령 권장 : 면역의 증거가 없는(과거 감염력이 없고 예방접종력이 없거나 불확실) 대상 연령의 성인에게 권장
* 연령 권장의 경우에도 해당 질병의 위험군에게는 접종을 더욱 권장함

위험군 권장 : 특정 기저질환, 상황 등에 따라 해당 질병의 위험군에게 권장

국가예방접종사업으로 무료 접종

아프지 않아도 돈은 든다

사망했다. 살벌한 거짓말처럼 들리겠지만 사실이다. 스페인 독감이 세계적으로 유행한 1918년에는 5,000만 명이 넘는 사람이 목숨을 잃었다. 1차 세계대전의 사망자가 1,500만 명 정도였던 것에 비하면 엄청난 숫자다.[33]

젊은 나이라 해도 고위험군인 사람에게는 독감 예방접종을 적극적으로 권장한다. 고혈압, 당뇨 등 만성질환 환자가 고위험군에 해당한다. 고위험군이 아니더라도 맞는 것이 좋다. 물론 건강보험에서 지원해주지는 않지만(고위험군에 들어가는 경우에도 건강보험 혜택은 받지 못한다) 2~3만 원이면 독감에 걸릴 가능성이 눈에 띄게 줄어든다. 독감에 걸려 일상에 지장을 받느니 예방주사 맞는 것이 훨씬 더 낫다. 회사 입장에서도 직원들이 건강하게 일하기를 바란다. 그래서 요즘에는 사내 복지 차원에서 비용을 지원해주는 기업도 있다.

그런데 백신 종류에 따라 가격이 다르기도 해 혼란스럽다. 65세 이상이라서 맞는 독감백신도 때에 따라서는 3가 백신만 건강보험이 되고 4가백신은 비급여인 경우가 있기도 하다. 백신 수급이나 협약에 따라 매해 상황이 달라지기 때문이다.

3가와 4가는 예방할 수 있는 항원의 종류를 의미한다. 3가는 인플루엔자 A형바이러스 2종(H1N1, H3N2)과 B형바이러스 1종을 포함한다. 4가는 3가백신에 추가로 또 하나의 B형바이러스 항원을 가지고 있다. 따라서 4가백신이 3가백신보다 예방 범위가 넓고 제작에 비용이 약간이지만 더 들어간다.

그러다 보니 접종하러 간 사람 입장에서는 혼란스럽다. 경제적인 여유가 있다면 고민할 필요 없이 4가백신을 맞으면 된다. 조금이나마 절약하고 싶을 때 고민이 시작된다. 만약 건강한 성인이라면 3가백신을 맞으면 된다. 소아와 노인도 건강하다면 3가백신으로 충분하다. 하지만 예방할 수 있는 범위는 4가가 더 넓기는 하다.

A형간염 예방접종도 필요하다. 혈액형이 A형인 사람이 걸리는 간염이 아니라 간염을 일으키는 바이러스 종류가 A형이라는 뜻이다. 선진국에서는 잘 볼 수 없는 질병으로 인식되고 있지만, 이미 선진국 반열에 오른 우리나라에서도 자주 보이는 질환이다. 요즘 태어나는 아이들 대부분은 필수 예방접종으로 주사를 맞기 때문에 A형간염에 걸릴 위험성이 매우 낮다. 또한 50대가 넘는 중장년층은 어렸을 때 흙바닥에서 놀면서 A형간염바이러스에 노출된 적이 있기 때문에 저절로 면역력이 생긴 경우가 많다. 이 A형간염바이러스는 어렸을 때 감염되면 감기처럼 가볍게 넘어가는 특징이 있다.

아프지 않아도 돈은 든다

문제는 그 사이에 낀 20대부터 40대에 이르는 성인이다. 이들은 어렸을 때 흙바닥 대신 우레탄이 깔린 놀이터에서 놀았기 때문에 A형간염바이러스에 노출될 일이 거의 없었다. 그렇다고 어렸을 때 A형간염 예방접종을 한 것도 아니다. 당시에는 국가 필수 예방접종이 아니었기 때문이다.

그러다 보니 건강한 사람 중에 A형간염바이러스에 감염되어 곤욕을 치르는 사람이 많다.[34] 운이 나쁘면 A형간염에 걸려 간 기능을 완전히 잃어버리고 간이식을 받아야 살수 있는 경우도 있어서 예방접종을 꼭 해야 한다. 국가가 비용을 지불하지는 않지만 몇만 원 안 되는 비용으로 정말 큰 위험을 예방할 수 있기 때문에 필수라고 해도 지나친 말이 아니다.

암을 예방해주는 예방주사도 있다. 많은 연구를 통해 사람유두종바이러스human papilloma virus(이하 HPV)가 자궁경부암을 유발한다는 사실이 밝혀졌다. 따라서 HPV 감염에 대한 백신을 만들면 자궁경부암이 줄어들 것이란 점에 착안해 만들어진 백신이 HPV 백신이다. 이 주사는 만 27세 이하의 여성에게 접종했을 때 암을 예방하는 효과가 있다고 입증되었다. HPV가 성관계로 옮기 때문에 만 27세 이상이라고 하더라도 성관계를 하지 않았다면 접종을 추천한다. HPV 백신은 총 3회 접종해야 한다.

그렇다고 이 백신이 여성에게만 효과적인 것은 아니다. 많은 의학 논문에서 남성에게도 HPV 백신이 유효하다는 점을 검증했다. 항문과 생식기의 종양 발생 위험을 줄일 뿐 아니라 두경부암 예방 효과도 기대된다고 한다. 그래서 일부 국가에서는 남아에게도 무료로 HPV 백신을 접종한다.[35] 자세한 내용은 뒤에 나올 '성병과 피임에 드는 비용'에서 다루도록 하겠다.

가임기 여성은 홍역, 유행성이하선염, 풍진을 예방하는 MMR 백신을 접종해야 하는지 확인해야 한다. 어렸을 때 1~2회 접종했다고 하더라도 풍진에 대한 항체검사 결과 양성이 아니라면 MMR 백신을 1회 더 접종해야 한다. 임산부가 풍진에 걸리면 기형아를 출산할 가능성이 커진다.

파상풍, 디프테리아, 백일해 예방접종도 필요하다. 어렸을 때 주사를 맞고 잊는 경우가 많으나 10년마다 추가 접종을 해야 한다. 그 외에도 폐렴구균, 대상포진 등을 예방하는 주사도 있다. 교사라면 수두 예방백신도 맞아야 한다.

예방접종을 받을 때 주의할 점이 있다. 이전에 백신접종에 따른 부작용이 있었다면 접종 전에 의사에게 반드시 이야기해야 한다. 바이러스백신은 계란에서 배양하는 경우가 많으므로 계란 알레르기가 있다면 역시 의사에게 말해야 한디. 또한 제온이 39℃ 이상으로 올라갔을 때는 다른 날

아프지 않아도 돈은 든다

에 접종하는 것이 좋다.

만에 하나라도 백신으로 인한 부작용이 의심된다면 바로 병원을 찾아가자. 백신으로 인한 부작용으로 확인되면 정부, 정확히는 질병관리본부에서 역학조사를 시행해 바로 모든 비용을 지불한다. 정부가 추진하는 공중보건사업 중 비용 대비 편익이 가장 큰 사업이기 때문이다.

자연주의 치료를 강조하는 일부 사람들은 백신 부작용을 거론하며 무용론을 펼치기도 한다. 백신이 자폐증 발생과 연관이 있다는 주장이 대표적인데, 이는 가짜 뉴스다. 해당 관련성을 주장했던 연구자가 연구를 조작한 사실이 드러났다. 그런데도 여전히 이 가짜 뉴스가 진실로 여겨지곤 한다.[36]

자연주의 치료를 주장하는 사람들은 감염병에 걸린 사람을 초대해 모임을 여는 식으로 자연스럽게 면역을 얻을 수 있다고 말한다. 절대 시도해서는 안 되는, 굉장히 위험한 발상이다. 선진국에서도 이런 무용론 때문에 특정 감염병이 유행했었다.[37] 우리나라에서도 '약 안 쓰고 아이 키우기(일명 안아키)'라는 카페를 통해 백신 무용론이 유행했던 적이 있다. 결국 해당 카페지기가 고발되는 사태까지 갔다.[38]

예방접종에 대한 보험은 노인과 소아에게만 적용되는 경우가 대부분이다. 비용 대비 편익이 가장 크다고 강조한 것이 무색해지는 측면이다. 반면 환자 단체가 있는 일부 질환은 집단의 반발을 무마하기 위해 보험 적용 범위를 확대하려는 경향이 뚜렷하다. 국가가 의료지원 문제의 우선순위를 선정하는 원칙이 분명하지 않은 것이다. 앞으로 우리가 관심 있게 지켜봐야 할 부분이다.

27 산욕열에 대한 내용은 나무위키에 잘 정리되어 있다. 당시에는 의사가 시체나 피와 가까워야 한다고 여겼고 그 상태로 진료에 임했었다. 지금 생각해보면 말도 안 되는 행동이지만 18세기에는 당연하게 여겼다. https://namu.wiki/w/%EC%82%B0%EC%9A%95%EC%97%B4#fn-4

28 〈미국 내과학회지〉에 실린 존스홉킨스의대의 연구 결과가 2019년 7월 19일 자 〈한겨레〉에 실렸다. 기사에 따르면 '모든 비타민, 미네랄, 영양보충제 식이요법이 수명 연장이나 심장질환 예방에 효과가 없다'고 한다. 이 논문은 277건의 연구를 종합해 발표한 것이고, 효과가 없다는 논문들은 이전부터 여럿 나왔었다. https://news.naver.com/main/read.nhn?m

ode=LSD&mid=sec&sid1=105&oid=028&aid=0002461663

29 예방접종이 나오기 전 인류는 수백만이 질병으로 사망했고,
    자신이 어떤 원인으로 죽는지도 알지 못했다. 때로는 정부와
    의사의 음모라고 의심하기도 했고, 일부는 행동으로 옮겨
    의사를 구타하거나 때로는 살해하기도 했다. 아노 카렌의
    저서 《전염병의 문화사Man and Microbes》(사이언스북스)를
    참고하라.

30 세계보건기구WHO에 따르면 2018년 주요 콜레라 발생국에
    경구용 백신을 전달한 뒤 콜레라 발생률이 지난해보다
    급격히 감소했다고 밝혔다. 현재 콜레라는 방글라데시를
    포함한 일부 국가에서만 주로 발생하고 있다. 관련 내용은
    〈연합뉴스〉 2019년 12월 20일 자 기사에서 볼 수 있다.
    https://news.naver.com/main/read.nhn?mode=LSD&mid=sec&sid1=104
    &oid=001&aid=0011290037

31 2019년 11월 6일 자 〈헬스조선〉에서는 독감 사망자 90%가
    65세 이상 고령자라고 밝혔다. 또 만성질환자가 건강한
    사람에 비해 사망 위험이 더 높다고도 보도했다. http://health.
    chosun.com/site/data/html_dir/2019/11/05/2019110501979.html

32 질병관리본부는 주기적으로 성인 예방접종 안내서를
    발간하고 있다. 《2018 성인 예방접종 안내서》가 가장 최근
    버전이며, 성인에게 의학적으로 권장하는 예방접종을
    정리했다. 다만 권장하는 내용 모두가 국가 예방접종은

아니며 때로는 비급여로 투약해야 한다. 해당 내용은
인터넷에 '2018 성인 예방접종 안내서'로 검색하면 PDF
파일을 찾을 수 있다.

---

33 스페인 독감에 대해 더 알고 싶다면 위키피디아에서
검색해보자. https://ko.wikipedia.org/wiki/스페인_독감

---

34 간혹 급성간부전으로 간이식을 해야 치료되는 일도 있다.
때로는 목숨을 잃기도 한다. https://news.naver.com/main/read.nhn
?mode=LSD&mid=sec&sid1=102&oid=437&aid=0000208684

---

35 남성도 HPV 백신을 맞아야 한다는 주장은 언론에서 쉽게
찾아볼 수 있다. 그중 하나를 살펴보자. 2019년 6월 15일
자 〈매경헬스〉에 '자궁경부암 백신, 남자도 맞아야'라는
제목의 기사가 실렸다. 기사를 보면 미국을 비롯한 19개
국가에서는 남아에게도 무료 HPV 백신 접종을 하고 있다고
한다. 우리나라 남성의 HPV 백신 접종률은 1% 미만이고,
접종률이 낮은 이유로 가격 부담을 꼽고 있다. http://www.
mkhealth.co.kr/NEWS/view.php?mcode=&NCode=MKH190614009

---

36 백신에 일종의 보존제로 사용되는 티메로살 때문에
자폐증이 생긴다는 주장이 있다. 이 주장은 과학적으로
근거가 없다고 결론 났지만 여전히 진실로 믿는
사람이 많다. 처음에 이런 주장을 한 영국 의사 앤드루
웨이크필드의 논문은 결과가 조작되었다는 사실이 밝혀져
철회되었고, 그는 의사면허도 취소되었다. 국제 학술지인

〈소아학술지Pediatrics〉에서 자폐증 아이 256명과 정상 아이 752명을 짝지어 분석한 연구 결과 티메로살 노출과 자폐증은 연관이 전혀 없다는 결론이 내려졌다. 의학 전문지인 〈메디컬투데이〉 2010년 9월 14일 자 기사에 해당 내용이 보도되었다. http://www.mdtoday.co.kr/mdtoday/index. html?no=139713

37 백신이 보급되면 접종률이 높아지면서 해당 감염병 발생이 감소하는 양상을 보인다. 하지만 접종률 증가와 이상 반응 발생 사례는 비례할 수밖에 없다. 이에 따라 접종을 기피하는 일이 많아지고 더 심한 경우 접종 반대 운동이 전개되기도 한다. 실제로 영국과 스웨덴에서 디프테리아 감염증을 예방하는 DTP 백신을 접종한 후 부작용이 늘어나자 접종률이 떨어졌고, 이어 해당 질병이 크게 유행했다.

38 안아키 카페지기였던 한의사는 요즘에 유튜브로 다시 활동을 시작했다. 보건학을 조금만 안다면 예방접종으로 생긴 군집의 면역력으로 질병의 유행이 줄어들고, 이 덕분에 접종하지 않아도 더러는 문제가 발생하지 않는다는 사실을 알 것이다. 그러나 그 수가 더 늘어나면 대유행이 일어난다. 현재 선진국에서도 유행하는 홍역도 그런 과정을 거쳐 발생하는 것이다.

늦어지는 결혼에

인기 끄는

냉동난자와 냉동정자

: 생식세포 저장

아프지 않아도 돈은 든다

난자와 정자의 냉동 보관은 결혼이 늦어지는 경향과 함께 나타난 새로운 트렌드다. 2019년 기준으로 평균 초혼 연령은 남성 33.4세, 여성 30.6세다. 2009년 평균 초혼 연령이 남성 31.6세, 여성 28.7세였던 점을 고려하면 결혼하는 시기가 점점 더 늦어지고 있다는 사실을 알 수 있다.[39]

배경은 간단하다. 결혼이 늦어지는 추세니 젊었을 때 건강한 생식세포를 저장하자는 것이다. 항암 치료를 앞둔 환자가 나중에 아이를 갖기 위해 난자나 정자를 냉동 보관하던 행위를 변형한 것이라고 할 수 있다.[40]

특히 미혼 여성의 보존 욕구가 더 큰 것으로 보인다. 정상적인 남성이라면 나이가 많아도 가임력에 문제가 없다. 이에 비해 여성은 나이가 들면서 임신 가능성이 눈에 띄게 떨어진다. 난임 전문 병원에 보관된 냉동정자와 냉동난자만 보더라도 여성의 이용률이 훨씬 높다고 한다.

건강에 직결된 문제가 아니기 때문에 건강보험 적용 대상은 아니다. 요구하는 금액은 기관마다 차이가 있으나 평균적으로 250~300만 원가량 들어간다. 한 자릿수도 채 안 되는 출산율을 생각했을 때에는 아쉬움도 있다. 그래서 '난자 보관도 건강보험으로 적용할 수 있게 해야 한다'는 주장도 있다.[41] 그러나 보건학적으로 급히 해결해야 하는 상황은 아니라서 건강보험을 적용하기는 쉽지 않다.

다른 나라에서도 국가 차원의 지원은 거의 없다. 영국 상황을 살펴보자. 영국의 인간생식배아관리국HFEA: Human Fertilisation and Embryology Authority에 따르면 2012년 한 해 동안 580명이 난자를 냉동했는데 이는 2009년의 2배가 넘는 수치라고 한다.

냉동난자를 보관하는 트렌드가 계속되자 회사 복지 차원에서 난자동결보조금 제도를 운영하기도 한다. 대표적인 기업으로는 페이스북, 애플 등이 있다.

일본에서는 지방정부가 일부 지원해준 사례도 있다고 한다. 준텐도대학 우라야스병원은 2015년부터 3년간 지자체 보조금을 통해 여성 34명의 난자 동결보존을 지원했다고 한다.[42] 그러나 전체적으로 봤을 때 지원받는 사람은 매우 소수다.

반대로 난자 냉동을 거절한 사례가 소개되기도 했다. 중국에서 일하고 있는 31세 여성 테레사 수는 난자 동결보존을 하려고 했으나 병원 측이 '난자를 냉동할 것이 아니라 애를 가지라'며 거절했다고 한다. 해당 직원의 개인적인 성향 문제가 아니라 '정부 정책'에 따른 결정이었다는 것이 외신들의 주장이다.[43]

냉동 보관하는 과정을 살펴보자. 남성의 정자는 시청각 자료(성인물 영상)를 통해 발기를 유도해 자위행위를 하여 얻

아프지 않아도 돈은 든다

을 수 있지만, 여성의 난자를 채취하는 일은 훨씬 더 복잡하다. 과배란 주사를 일주일가량 맞은 뒤에 초음파검사로 난자를 뽑아내야 한다.

인위적으로 호르몬을 조절하다 보니 상당히 힘들다고 한다. 배란촉진제는 시험관아기를 가지려고 할 때 많은 난자를 얻기 위해 주사하는 약물이다. 성선자극호르몬인 난포자극호르몬이나 황체형성호르몬 등 다양한 약물이 있지만 난소에서 난자가 배출되도록 돕는 호르몬제라는 사실은 같다.[44] 이렇게 뽑은 난자 중 덜 자란 난자가 있으면 배양실에서 더 키운다. 최종적으로는 수분을 뺀 성숙난자를 동결보호제와 함께 급속냉각해서 보관한다.

난자를 냉동 보관한 이후 결혼하게 된다면 어떻게 해야 할까? 만 35세 이하라면 자연임신을 하면 된다. 적극적으로 노력했는데도 아이가 생기지 않는 경우에는 산부인과 상담을 받아야 한다. 보통 1년은 두고 본다. 이후 산부인과 의사와 상담하게 되었을 때 난자를 동결한 사실을 이야기하면 된다. 당연한 이야기지만, 냉동 보관한 난자가 지금 몸에서 만들 수 있는 난자보다 더 건강할 것이라고 착각해서는 안 된다. 냉동 과정에서 의도치 않은 손상이 생겼을 수도 있기 때문이다.

35세 이상이라면 바로 산부인과 전문의와 상담하는 편

이 좋다. 그렇다고 미리 걱정할 필요는 없다. 의학의 발달 덕분에 난임이라고 하더라도 극복 가능한 경우가 더 많아졌다. 출산하기에 너무 늦은 나이가 아닐까 지레짐작하며 스스로 단념해서는 안 된다.

39 통계청 홈페이지에 들어가면 다양한 통계자료를 볼 수 있다. 그중 하나가 평균 초혼 연령이다. http://kosis.kr/statHtml/statHtml. do?orgId=101&tblId=DT_1B83A05&vw_cd=&list_id=&scrId=&seqNo= &lang_mode=ko&obj_var_id=&itm_id=&conn_path=K1

40 2019년 12월 1일 자 〈부산일보〉에는 항암 치료 후 무정자증이 된 남성의 사례가 실렸다. 병원에서 권하지 않았다면 의료사고라고 할 만큼 중요한 일이다. 그러나 환자가 거부하는 경우도 많다. 죽을지도 모르는 병에 걸렸는데 태평하게 나중에 임신하기 위해서 무언가 하라고 하는 말이 와닿지 않기 때문이다. http://www.busan.com/view/ busan/view.php?code=2019120117115600231

41 2020년 2월 20일 자 〈중앙일보〉는 초혼 연령이 높아지면서 미혼 여성의 난자 냉동도 늘어나고 있다고 보도하고 있다. 한 산부인과 전문병원의 경우 미혼 여성들의 냉동난자 보관 수가 4년 만에 15배 늘었다고 한다. 결혼이 늦어지는 추세에 맞춰 정부가 미혼 여성의 난자 보관을 지원해야 한다는 목소리도 전하고 있다. https://news.joins.com/article/23710679

42 2019년 12월 15일 자 〈머니투데이〉 기사에서 가임력 보존을 목적으로 난자를 동결시키고자 하는 경우에 일부 금액을 지원해주는 외국 기업들을 소개했다. https://news.mt.co.kr/mtview.php?no=2019121209344167469

43 2019년 12월 25일 BBC 홈페이지에는 '난자 냉동 거절당한 중국 여성, 병원 고소'라는 제목의 기사가 실렸다. 난자 동결을 원하는 테레사 수의 말에 따르면, 난자 동결에 드는 비용이 태국 1,660만 원, 미국 3,322만 원이라고 한다. 우리나라의 난자 동결 비용은 250만 원에서 300만 원가량으로 매우 저렴하다는 것을 알 수 있다.
https://www.bbc.com/korean/international-50912202?xtor=AL-73-%5Bpartner%5D-%5Bnaver%5D-%5Bheadline%5D-%5Bkorean%5D-%5Bbizdev%5D-%5Bisapi%5D

44 네이버 지식백과에서 배란촉진제를 찾아보자. 정상적인 배란 과정에 작용하는 호르몬의 역할을 이해하면 과하게 배란하도록 하는 약물의 원리도 이해가 된다. https://terms.naver.com/entry.nhn?docId=5138591&cid=59913&categoryId=59913

혼자 살더라도
건강을 지키자

예쁘기만 한 반려동물?

방심은 금물!

: 인수공통감염 질환

반려동물과 함께하는 인구가 1,000만 명이 넘는다고 한다. 반려동물을 가족구성원으로 여기는 사람도 늘고 있다.

반려동물과 끈끈한 유대감이 생길수록 병원에 가는 일은 큰 부담이 된다. 동물 병원마다 진료비가 천차만별이기 때문이다. 일부 보험회사에서 펫보험 상품을 홍보하고 있지만 보험료 부담도 있고 보장 범위도 한정적이라 아직 대중화되지 못했다. 그러다 보니 반려동물 건강에 대해 무심히 넘어가려는 경향도 생긴다.

하지만 동물의 건강은 사람에게도 큰 영향을 미친다. 가족이 아플 때 내 마음도 아프다는 차원의 이야기가 아니다. 실제로 동물의 감염병이 사람에게 감염을 일으키기도 한다. 인수공통감염병 때문이다.

공수병, 동물의 침을 조심하라

인수공통감염병이란 동물과 사람 모두 걸릴 수 있는 감염병을 말한다. 대표적으로 광견병(공수병)이 여기에 해당한다. 광견狂犬이란 말에서 '개가 미친 듯 입에 거품을 물며 짖는 병'이라고 유추하기 쉬운데, 자칫 개만 걸린다는 인식을 가질 수도 있다. 그러나 고양이도 걸릴 수 있고 심지어 원숭

이도 감염될 수 있다. 야생 너구리, 여우, 박쥐 등도 걸릴 수 있다. 광견병이라는 단어보다 공수병이란 질병명을 쓰는 게 오해의 소지가 적다. 공수恐水는 물을 무서워한다는 뜻이다. 실제로 이 병에 걸리면 물이나 음식을 봤을 때 근육에 경련이 나타난다. 동물에서는 광견병으로 쓰고 사람이 걸렸을 때는 공수병으로 쓰자는 주장도 있다. 영어로는 모두 'rabies'다.

서울 시내에 공원이 많아지다 보니 야생동물이 출현하는 경우도 잦다. 이들이 공수병에 감염되어 있다면 산책 나온 시민이나 반려동물을 감염시킬 가능성이 있다. 그래서 지방정부 차원에서 야생동물 공수병 예방조치를 하고 있다. 서울시는 매년 10월 반려동물용 공수병 예방 약품을 5,000원에 제공한다. 평소에는 3만 원에서 5만 원가량이다. 또 야생동물에 대한 공수병 예방을 위해 미끼에 예방 약물을 넣어 공원 주위에 설치하고 있다.[1]

질병관리본부에 따르면 우리나라에서는 1907년 최초로 동물의 공수병 감염이 보고되었고, 이후 1984년까지 사람과 동물 모두 상당수 감염되었다고 한다.[2] 다행히 미끼예방약을 살포하고 예방접종의 중요성을 강조하면서 점차 줄어들어 2004년을 마지막으로 발생하지 않았다.

공수병은 대부분 동물이 물어서 발생한다. 우리 정부

는 고양이나 개에게 물리는 교상을 정기적으로 모니터링하고 있다. 2005년에는 교상 환자 359명이 있었고 쭉 증가세를 보이다가 2015년 882명, 2016년 823명, 2017년 661명, 2018년 780명으로 유지되고 있다. 이렇게 감시하는 것은 공수병이 사망률 100%에 이르는 질환이기 때문이다.[3]

공수병은 감염된 동물의 침에 있는 공수병바이러스가 몸속에 들어오면서 시작된다. 공수병에 감염된 환자의 장기를 이식할 경우에도 전파될 수 있다. 때로는 잠복기가 1년까지 가기도 한다. 너구리에게 물려 감염되었지만 2개월간 증상이 없던 환자도 있다. 머리 쪽에 가깝게 물리거나 상처의 정도가 심하면 증상이 빨리 나타난다.

초기 증상은 다른 질환과 구별하기 힘들다. 발열, 두통, 무기력, 식욕 저하, 구역, 구토, 마른기침이 나타나다가 물린 부위에 저린 느낌이 들거나 저절로 씰룩거리는 증상이 생긴다. 공수병바이러스가 신경계에 침투해 나타나는 증상이다. 이후 흥분과 불안, 우울 증상이 나타나고 음식과 물을 보면 근육경련을 일으킨다. 침을 많이 흘리고 안절부절못하는 증상을 보이며 마비 증상과 함께 혼수상태에 이른다.

예방이 최선의 치료법이다. 감염되어 증상이 나타난 후에 치료할 수 있는 근본적인 방법은 없다. 호흡 근육이 마비되면 인공호흡 등으로 눈에 보이는 증상을 가라앉힐 수는 있지만 결국 사망에 이른다. 증상 발현 후 평균 25일 이내에 100%로 환자가 사망한다. 개발도상국에서는 아직도 개에 물리는 사고가 빈번하고 공수병으로 죽는 사람도 많다.

동물의 침에는 많은 세균이 있다. 공수병이 아니더라도 동물에 물렸을 때는 의료기관을 방문해 치료받는 것이 좋다. 이웃의 반려견에 다리를 물린 뒤 혈액에 균이 퍼지는 패혈증으로 사망한 사례도 있기에 주의가 필요하다.[4]

브루셀라증, 축산업 종사자는 특히 주의

브루셀라증은 1887년 세균학자 데이비드 브루스가 원인균인 브루셀라균을 분리하면서 밝혀진 병이다. 브루셀라균은 소와 같은 가축, 드물게는 반려동물을 통해 사람에게 감염된다. 인체 브루셀라증은 2000년 제3군법정감염병으로 지정되었고, 동물에게 발생하는 브루셀라증은 제2종법정가축감염병으로 지정되었다.

브루셀라증에 감염되면 높은 열이 난다. 발열, 오한, 두통, 관절통 등이 반복되며 체중이 줄고 무력감과 우울증이 생길 수 있다. 제대로 치료하지 않으면 몇 년씩 이어지거나 반복적으로 재발한다.

브루셀라증은 감염된 동물의 소변, 질 분비물, 태반에 의해 오염된 토양, 우유나 치즈 등을 통해 전파된다. 소, 돼지, 양, 염소 등 가축을 키운다면 특히 주의해야 한다. 유산한 송아지 고기를 나눠 먹다가 마을 주민들이 집단으로 감염된 사례도 있다.

우리나라에서는 2006년 215명이 감염된 이래로 연간 30명 이내로 발생하고 있다.[5] 대부분 감염 고위험군인 농축산업 종사자와 도축업 관련자였다. 하지만 불과 10여 년 전 수백 마리의 개가 브루셀라증에 걸린 사례가 있다. 개를 집단으로 사육하는 농장에서 유산이 잦아 보건당국에 신고했는데 브루셀라증으로 판명되었다. 개 브루셀라증이 사람에게 전염을 일으킨 사례는 아직 없지만 주의가 필요하다.[6]

서울시에서는 '찾아가는 반려동물 이동검진센터'를 통해 광견병뿐 아니라 개 브루셀라증에 대한 검사도 시행하고 있다.[7] 안타깝게도 365일 운영되는 것은 아니다. 매해 지자체에서 이러한 활동을 하고 있으니 홈페이지를 유심히 살펴보자.

진드기를 통해 감염되는
라임병과 중증열성혈소판감소증후군

야외에서 산책할 때는 진드기를 주의하자. 별것 아닌 진드기가 반려동물과 사람을 해칠 수도 있다. 인수공통감염병인 라임병은 진드기가 동물의 피를 빨면서 보렐리아균을 옮겨 감염된다. 라임병에 걸리면 여러 장기에 병이 생긴다. 고열, 식욕 저하, 무기력증, 통증 외에 신장이나 심장, 신경계 손상으로 이어질 수 있다.

사람이 감염되면 발열, 두통, 피로감과 함께 특징적인 피부병변인 이동홍반erythema migrans이 나타난다. 이동홍반은 가장자리가 붉고 연한 모양을 나타내어 황소 눈과 비슷하다. 초기에 적극적으로 치료하지 않으면 여러 장기에 퍼져 뇌염, 말초신경염, 심근염, 부정맥, 근골격계 통증을 일으킨다. 그렇기에 감염되었을 때 바로 적절하게 치료받는 것이 매우 중요하다.

라임병은 북미 지역과 유럽에서는 아주 흔하다. 운동선수가 라임병에 감염되어 시즌을 중단하는 일도 많고[8] 유명 연예인들이 라임병에 걸려 투병 생활을 하기도 한다. 초기에 치료 시기를 놓치면 만성화될 위험이 있고, 통증이 지속될 수도 있다.[9]

우리나라에서도 안심할 수는 없다. 2019년 세종시 보건환경연구원은 반려동물과 유기 동물에서 채집한 진드기를 조사한 결과 61건 중 인수공통감염을 일으키는 보렐리아균(라임병)을 4건 확인했다고 한다.[10] 감염된 동물이 병을 옮길 가능성은 작지만, 집까지 따라온 진드기가 사람을 물어 감염될 가능성이 있어서 주의가 필요하다.

중증열성혈소판감소증후군SFTS: sever fever with thrombo cytopenica syndrome도 조심해야 할 질병이다. 2011년 중국에서 처음 발생된 이후 우리나라에서도 매년 감염자가 나오는 질환이다. 이 또한 진드기를 통해 감염되기 때문에 진드기에 물리지 않는 것이 매우 중요하다. 사망률이 매우 높은 질환이다. 라임병과 다르게 인수공통감염병은 아닌 것으로 알려졌다.

'외출냥'이라면 톡소포자충증 검사를

톡소포자충은 쥐와 고양이를 숙주로 하는 기생충으로, 톡소플라스마라 부르기도 한다. 톡소포자충증(톡소플라스마증)은 인수공통감염병으로 쥐를 잡아먹은 고양이, 고양이의 분변을 통해 인체에 감염된다고 알려져 있다. 고양이를 통

혼자 살더라도 건강을 지키자

해 사람에게 감염된다는 이유로 언론에서 '고양이 기생충'으로 묘사하기도 했다. 이에 대한 애묘인들의 반발도 상당하다.[11]

집에서 함께 지내는 반려고양이 때문에 톡소포자충에 감염될 가능성은 매우 낮다. 하지만 대한기생충학회 조사에 따르면 길고양이의 톡소포자충 감염은 지역에 따라 15%에서 최고 45%에 이른다. 만약 고양이가 언제든 외출할 수 있도록 키우고 있다면 톡소포자충증 검사를 해보는 것이 좋다.

면역력이 떨어지는 어린이와 면역억제제를 복용하는 장기이식 환자, 임산부 등은 주의할 필요가 있다. 특히 태아에게 심각한 후유증을 남길 수 있기 때문에 임산부는 각별히 조심해야 한다.

함께하는 반려동물의 건강이 사람의 건강과도 밀접하게 연관되어 있다. 흔한 일은 아니지만 마냥 무시하며 지내는 것은 절대 바람직하지 않다. 한 번 더 반려동물 건강에 신경 쓰자.

1 서울시는 2013년 10월 1일 자 보도자료를 통해 반려동물
   공수병 예방접종 및 야생동물 미끼예방약을 살포한다고
   밝혔다. 이후에도 매년 10월에 공수병 예방접종비 할인과
   미끼예방약 배포를 하고 있다. 서울시뿐 아니라 속초시도
   미끼예방약을 살포해 공수병 예방에 힘쓰고 있다.

2 질병관리본부에 따르면 2005년부터는 발생하지 않았다고
   한다. 질환 특성상 치사율이 높은데 마지막 사망자는
   2003년으로 조회된다. 이 환자는 야산에서 너구리에게
   얼굴을 물린 뒤 한 달 후에 증상이 나타나 3일 만에
   사망했다고 한다. http://www.cdc.go.kr/board.es?mid=a2060201000
   0&bid=0034&act=view&list_no=21108

3 네이버에 광견병으로 검색했을 때 나오는 서울대학교병원
   의학정보가 신뢰할 만하다. 여기를 보면 평균 25일 이내에
   100%가 사망한다고 나와 있다. https://terms.naver.com/entry.nhn
   ?docId=926578&cid=51007&categoryId=51007

4 이 사건 이후 개 물림 사고에 대한 경각심이 높아졌다.
   산책할 때 목줄 착용이 의무화되었으며 견종에 따라
   입마개를 해야 하는 경우도 있다.

5 질병관리본부의 '2018년도 브루셀라증 관리 지침'에
   따르면 브루셀라증 환자를 진단하거나 그 사체를 검안한
   의사, 한의사, 의료기관의 장, 군의관 등은 지체 없이 관할
   보건소장에게 신고해야 한다. 또한 감염병 병원체를 확인할

경우 해당 기관장 역시 관할 보건소장에게 신고하도록 하고
있다.

---

6 개 브루셀라증에 대해 2005년 〈한겨레〉와 〈연합뉴스〉가
각기 다른 사건을 보도하고 있다. 〈한겨레〉는 전라남도 8개
시군에서 개 브루셀라증이 발생해 58마리를 땅에 묻었다고
보도했다. 개가 자꾸 유산하는 것을 이상하게 여긴 분양소
주인이 보건당국에 신고함에 따라 발견되었다. 다른 사건은
〈연합뉴스〉가 보도했다. 충청남도 홍성에서 발생한
사건으로 분양을 목적으로 개를 집단 사육하는 농장에서
유산이 잦자 정부기관에 신고했고 개 브루셀라증으로 최종
확진되었다.

https://news.naver.com/main/read.nhn?mode=LSD&mid=sec&sid1=
102&oid=028&aid=0000109266

https://news.naver.com/main/read.nhn?mode=LSD&mid=sec&sid1=
102&oid=001&aid=0001042188

---

7 서울시 보건환경연구원은 7월부터 10월까지 3개월간
찾아가는 반려동물 이동검진센터를 월드컵공원,
보라매공원, 어린이공원 반려견 놀이터 등에서 11회
운영했다. 2019년에도 선착순으로 예방접종을 지원했고
유사한 활동을 매해 계획하고 있으니 서울시 홈페이지를
눈여겨보자. http://news.seoul.go.kr/welfare/archives/260255#scrap

---

8 골퍼 가운데 라임병을 앓는 선수가 많다. 잔디밭을 걷는
운동인 골프 특성상 언제나 진드기를 주의해야 한다.

9 라임병이 만성화될 경우에는 치료가 어려우므로 초기에
치료를 잘하는 것이 중요하다. https://news.naver.com/main/read.
nhn?mode=LSD&mid=sec&sid1=103&oid=213&aid=0000716564

10 2019년 12월 11일 자 〈연합뉴스〉는 세종시
보건환경연구원이 2018년 4월부터 11월까지 8개월간
반려동물과 유기 동물을 대상으로 조사한 진드기 감염
실태를 발표했다고 보도했다. 진드기 감염을 예방하기
위해서는 진드기 기피제를 사용하고 풀숲과 잔디밭 출입을
자제하는 것이 좋다. https://news.naver.com/main/read.nhn?mode
=LSD&mid=sec&sid1=103&oid=001&aid=0011270034

11 SBS 8시 뉴스에서 톡소포자충에 대해 보도하면서 '고양이
기생충'으로 묘사했다가 애묘인들의 반발을 샀다. 취재한
기자가 이에 대해 해명 기사를 올렸으니 한번 읽어보자.
https://news.naver.com/main/read.nhn?mode=LSD&mid=sec&sid1=001
&oid=096&aid=0000178595

혼자 살더라도 건강을 지키자

건강과 즐거움을

모두 잡을 수 있는 운동이지만

: 운동 연관 질환의 진단과 치료

친구들과 함께 운동할 수 있다는 것은 큰 행복이다. 운동은 인간관계를 돈독하게 만들어주는 윤활유이자 성인병 예방과 관리에 큰 도움이 되는 활동이다. 하지만 잘못하면 신체 이상이 생길 수 있으니 주의하자.

팔을 쓸 때 조심하자, 테니스 엘보

테니스 엘보는 쉽게 접할 수 있는 팔꿈치 질환이다. 이름을 보고 테니스와 관련된 손상으로 생각할 수 있으나 꼭 그런 것은 아니고, 팔을 쓰는 운동(예를 들어 골프나 볼링)과 관련이 있다. 가정주부와 목수에게 자주 나타나는 질환이기도 하다. 정식 명칭은 상과염epicondylitis이며 외상과염을 테니스 엘보, 내상과염을 골프 엘보라고 부르기도 한다.[12]

손바닥이 위로 향하게 팔을 내밀어 보자. 반대쪽 손으로 팔꿈치 양옆을 만지면 뼈가 느껴질 것이다. 몸 안쪽과 바깥쪽 두 돌기가 내상과염과 외상과염의 기준이다. 돌기에 붙는 팔뚝의 인대에 손상이 가서 생기는 것이 상과염이라고 할 수 있다.

무리하게 운동하거나 노동을 할 경우 인대가 미세하게 찢기면서 통증이 생긴다. 저음 통증이 느껴질 때 운동을 중단하고 움직임도 조심하면 차츰 저절로 낫는다. 여기에 진통제, 찜질, 파스 등을 함께 활용한다면 적절한 대응이다. 하지만 제때 치료를 받지 않아 병을 키우는 경우도 왕왕 있는데, 세수마저 힘들어져서야 진료실을 찾는 사람도 있다.

진단할 때는 임상적인 증상과 단순 엑스레이검사, 초음파검사, 필요한 경우 자기공명영상장치(이하 MRI)가 도움이 된다. 진찰비 자체는 비싸지 않지만 검사비 때문에 수십만 원까지도 나올 수 있다.

심평원 자료에 따르면 상과염은 매년 5.1%씩 꾸준히 증가하고 있다. 2011년 진단된 환자는 약 58만 8,000명이었으나 2015년에는 약 71만 7,000명으로 늘었다. 전체적인 남녀 비율로는 여성이 조금 높았으나 연령별로 차이가 있었다. 30대까지는 남성이 약간 더 많지만 40대부터는 여성이 더 많은 경향을 보였다.

상과염은 대부분 보존적 치료(비수술 치료)를 하지만 증상이 심할 때는 수술도 한다. 절개창을 넣어 병적인 부분을 잘라내 완화하는 방법부터 관절경을 이용한 최소 침습 수술(절개 부위를 최소화해 환자의 몸에 미치는 영향을 줄인 수술)까지 다양하다. 1차 의료기관에서도 진료받을 수 있지만 통증이 잘 조절되지 않으면 정형외과 전문의가 있는 병원을 찾는 것이 좋다.

손목 골절, 넘어질 때도 조심!

스키나 스노보드를 타다가 손을 짚고 넘어지면 손목이 부러질 수 있다. 산행이나 골프, 테니스 등을 하다가도 뼈가 부러질 수 있다. 가장 자주 부러지는 부위는 손목을 받쳐주는 요골의 골절이다. 이를 콜리스Colles골절이라고 한다.

골절이라는 질환 특성상 외부 활동을 많이 하는 청소년기 환자가 많을 수밖에 없다. 심평원의 청구 데이터를 분석한 결과 특히 팔의 골절은 젊은 층에 집중되어 있었다.[13] 건강보험 청구코드(상병코드)로는 S52(아래팔의 골절)로 분류되는데, 겨울철에 미끄러짐 사고가 일어나면 대퇴부골절도 많지만 통계상으로는 5분의 1이 아래팔의 골절로 진료를 받는다고 한다.[14]

치료비는 골절 정도와 의료기관의 규모에 따라 차이가 난다. 단순한 골절이라 외래에서 손목 고정만 한다면 가장 행복한 경우다. 대부분 손으로 잡아당겨 뼈를 맞추고 다시 엑스레이를 확인하는 과정을 거친다. 때로는 수술로 뼈에 핀을 고정하기도 한다. 수술 치료를 했을 때 지출하는 비용은 300만 원에서 400만 원 사이다.

무릎과 연관된 십자인대 손상과 반월상연골판 파열

십자인대는 스포츠인구가 증가하면서 늘고 있는 손상 부위 중 하나다. 의학적으로는 '무릎관절 안에 있는 인대'다. 이 인대는 십(+)자 모양을 이루면서 무릎관절 앞에 있느냐 뒤에 있느냐에 따라 전방십자인대와 후방십자인대로 나뉜다.

전방십자인대는 무릎관절 내에서 가장 손상을 입기 쉬운 인대다. 축구선수가 십자인대 손상으로 수술받는다는 소식을 언론에서 가끔 볼 수 있다. 축구와 야구에서 자주 발생하지만 스키, 스노보드 등 발을 장비에 고정하고 속도를 즐기는 스포츠에서도 빈번히 발생한다.[15]

십자인대가 파열되면 '뚝' 소리와 함께 찢어지는 듯한 통증이 오고, 무릎관절이 앞뒤로 흔들리며 제대로 고정되지 않는 느낌이 든다. 관절의 안정성을 높여주는 역할을 하는 십자인대가 파열하면서 기능을 잃어 생기는 일이다.

통증과 부기가 심해 병원을 찾는 경우가 많지만, 통증이 가라앉았다고 병원 방문을 미뤄 치료 시기를 놓치기도 한다. 그로 인해 손상되지 않았던 연골도 망가질 수 있으니 바로 정형외과 전문의에게 진료받는 것이 중요하다.

진료비는 500만 원가량이다. 기본적인 수술비에 보조기, MRI 검사비, 물리치료비까지 적용했을 때 그렇다.

반월상연골판은 무릎 안에 있는 관절이다. 이름에서 알 수 있듯 반달 모양의 연골판이 쿠션처럼 충격을 흡수해주는 역할을 한다. 하지만 무릎을 너무 많이 쓰면 이 연골이 파열될 수 있다. 방치하면 퇴행성관절염으로 진행될 가능성이 있으니 제때 치료해야 한다. 최근에는 관절내시경검사로 깨진 연골 조각을 빼내거나 손상된 부위를 봉합하기도 한다. 관절내시경검사로 수술한다고 하면 보통 150만 원에서 200만 원이 들어간다.

사망으로 직결되는 뇌 손상

안전모 착용을 권하는 운동이 있다. 스키나 스노보드가 대표적이다. 해외 의학저널에 따르면 뇌 손상이 스키나 스노보드로 입는 손상 중 3~15%다. 그러나 사망으로 직결되는 치명적인 손상이기에 절대 무시할 수 없다.

뇌를 보호하기 위해서는 안전모 착용이 최선이다. 대략 시속 20km까지는 뇌에 미치는 충격을 효과적으로 줄일 수 있다고 한다. 달리 말하면 그보다 빠른 속도에서는 안전모를 써도 손상을 줄이기 힘들다는 의미다.[16] 스키나 스노보드를 타고 활강할 때 시속은 거의 100km다. 자전거 역시 때에 따라서는 자동차와 비슷한 속도로 도로를 달린다. 이런 상황에는 안전모도 보호 기능을 제대로 하지 못할 수 있다. 따라서 가장 좋은 예방법은 안전속도를 지키는 일이다.

　머리를 부딪쳐 의식을 잃거나, 사고를 당했을 때의 기억이 없다면 뇌진탕을 의심해봐야 한다. 이에 관해 인터넷에서 미국재활의학학회 기준을 찾아볼 수 있다.[17]

　뇌진탕이 머리에 큰 충격이 있어야만 발생하는 것은 아니다. 머리를 부딪치지 않았더라도 속도 변화에 의해 머리가 크게 흔들렸을 때 발생할 수 있다. 뇌진탕을 의심해 병원에 방문하면 컴퓨터단층촬영(이하 CT)을 찍는데 이때 뇌좌상cerebral contusion(뇌타박상)이나 뇌출혈cerebral hemorrhage을 감별한다. 필요하면 미세 출혈을 관찰할 수 있는 MRI 촬영도 한다. 뇌진탕으로 진단되면 적절한 약물 치료를 하며 경과를 관찰한다. 이때는 CT 또는 MRI 검사까지 20만 원에서 50만 원 정도가 든다.

　안전모를 선택할 때 모양만 보고 구매하는 경우가 있다. 하지만 기능을 잘 따져야 한다. 첫째 기준은 외부 충격을 제대로 흡수하는지다. 보통 정부나 일부 표준 기구들에서 인증해주는 것을 확인하면 된다. 두 번째는 통풍에 대한 것이다. 안전모가 자전거용이든 겨울철 스포츠용품이든 통풍은 중요하다. 땀이 차기 시작하면 쓰기 싫어지는 것이 사람 마음이다. 세 번째로 내피가 탈착이 가능한지도 확인하면 위생상 좋다. 내부를 빨거나 털 수 있는 제품이 꽤 많다.

물론 이러한 조건을 다 갖추면 가격이 올라가지만 안전모는 오래 사용할 수 있는 제품이니 비용을 감수하자. 참고로 어린이용 안전모를 고를 때 아이 머리가 커질 것까지 고려해 헐렁한 것을 고르면 안 된다. 안전모가 헐렁하면 충격을 제대로 흡수하지 못할 수 있다.

어깨 부상과 퇴행성관절염

운동과 동반되는 손상 중 하나는 어깨 부상이다. 운동선수는 말할 것도 없고 생활 스포츠를 즐기는 사람도 이런 부상에서 자유롭지 못하다. 테니스, 배드민턴, 골프 등 지속해서 어깨를 쓰는 운동을 하다가 회전근개가 파열될 수 있다.

회전근개는 어깨관절을 지지하는 4개의 힘줄이다. 근육과 함께 팔을 상하좌우로 흔들 수 있게 한다. 회전근개가 파열되면 통증이 생길 뿐 아니라 팔을 드는 것도 힘들어진다. 비슷한 증상의 병이 많기에 정확한 진단은 정형외과 의사의 진료를 받아야 알 수 있다.

진단 과정에서 초음파와 MRI 등 검사를 받을 수 있기

혼자 살더라도 건강을 지키자

때문에 전체 치료비가 100만 원이 넘기도 한다. 손상된 힘줄이 저절로 붙는 일은 드물다. 시간이 지날수록 통증이 더 심해진다. 최근에는 어깨 힘줄 파열에 관절경 수술을 하는 경우도 많다. 예방을 위해서는 올바른 자세로 운동하고, 통증이 있을 때 무리하게 어깨를 쓰지 말아야 한다.

운동을 즐기기 위해서 준비하고 알아야 할 것이 많다. 건강과 안전을 위해서는 돈도 들어간다. 나를 위해 사용하는 비용이니 아낌없이 투자하자.

12 네이버에 '상과염'이라고 검색하면 서울대학교병원에서
    제공하는 의학정보를 볼 수 있다. 테니스 엘보 초기에는
    통증을 견딜 만하지만 심할 때는 밤에 잠을 깰 정도이며
    세수나 식사 등 일상생활도 어려울 수 있다.

13 2014년 2월 3일 심평원이 배포한 보도자료에 따르면
    팔 부위 골절로 진료받은 인원 중 소아와 청소년이 차지하는
    비중이 38.5%(약 25만 명)에 이른다. 그 외에도 전체적인 골절

환자가 2008년 187만 명에서 2012년 221만 명으로 연평균
4.3% 증가하고 있다고 한다. 꾸준히 늘어나는 외부 활동과
무관하지 않다고 생각된다.

14 2015년 1월 22일 자 〈의약뉴스〉는 겨울철 낙상 사고로 인한
    골절 시 대퇴경부 골절뿐 아니라 손목 골절도 주의해야
    한다고 보도했다. http://www.newsmp.com/news/articleView.
    html?idxno=131506

15 2020년 1월 6일 자 〈병원신문〉 기사는 한국소비자원 조사
    결과를 인용해 스키장 부상 중 무릎과 손목 부상이 가장
    빈번하다고 했다. 특히 스키는 무릎 손상과 머리 손상이
    각각 35%와 20%라고 한다.

16 〈코리아헬스로그〉 2007년 12월 13일 자 기사를 참고하자.
    해외 의학저널인 〈손상방지 Injury Prevention〉는 스키와
    스노보드를 이용하다 입는 외상 중에 뇌 손상과 척수
    손상을 주의해야 한다고 말한다. 후유증이 남거나 치명적인
    사망으로 이어질 수 있기 때문이다. http://www.koreahealthlog.
    com/news/articleView.html?idxno=673

17 서울대학교병원에서 제공하는 정보를 참고하자. https://terms.
    naver.com/entry.nhn?docId=926719&cid=51007&categoryId=51007

해외여행 떠나기 전
대비는 단단히

: 감염병 진단과 치료

코로나19가 전 세계에 퍼지고 있다. 2020년 2월 중반에는 우리나라가 중국 다음으로 코로나19 확진자가 많아 여러 국가로부터 여행과 방문 자제를 권고받았고, 아예 한국인의 입국을 제한하는 경우도 있었다.[18] 세계적으로 확진 환자는 400만 명이 넘었고 사망 환자는 20만 명이 넘었다. 중국에서 시작되었지만 지금 환자가 가장 많은 나라는 미국이다.

이 질환의 원인은 코로나바이러스Coronavirus의 한 종류로 알려졌다. 세계보건기구가 붙인 정식 명칭은 COVID-19이다. 코로나바이러스질병Coronavirus disease의 약자에 2019년에 발견되었다고 그렇게 붙였다. 사실 2015년 우리나라를 패닉에 빠뜨린 메르스, 2002년 전 세계를 위협했던 사스와 같은 종류의 바이러스다. 코로나19의 유행은 새로운 형태의 변이로 인한 감염이라 알려진 것이 많지 않다. 일부 보고에 따르면 증상이 없는 잠복기에도 사람과 사람 사이에 감염을 일으킨다고 하니, 주의해야 할 것으로 보인다.

물론 초기 역학조사에서 발생한 정보수집의 오류일 가능성도 제기되고 있다. 치명률은 메르스와 사스의 중간 정도로 보고되었으나 이 역시 추이를 봐야 한다. 전염병 초기에 진단법이 만들어지면 감염자가 갑자기 급등할 수 있고 사망자는 그에 비해 적게 나타날 수 있어 위험도가 저평가

될 수도 있기 때문이다.

왜 잊을 만하면 새로운 감염질환이 등장하는 것일까? 편리해진 이동수단이 그 이유 중 하나다. 근대의 가장 큰 변화가 이동의 편리성이다. 전 세계 대부분을 하루면 갈 수 있는 항공편, 시속 300km로 달리는 기차 등이 새로 생긴 전염병을 실어 나르고 있다.

대규모 공장 형태로 가축을 키우는 것도 비교적 최근에 나타난 변화다. 비좁은 환경에서 사육되는 가축은 면역력이 약해 병에 걸리기 쉽다. 그러다 보니 구제역, 아프리카돼지열병, 조류독감 등 각종 질병에 시달릴 수밖에 없다. 문제는 그런 바이러스가 변이를 일으켜 가축뿐 아니라 사람에게까지 전염된다는 사실이다.

2009년 전 세계적으로 1만 8,500여 명의 사망자를 발생시킨 신종인플루엔자도 이에 해당한다. 돼지에서 유행하던 독감 바이러스가 유전자 변이를 일으켜 세계적인 대유행을 일으켰다. 그래서 처음에는 돼지독감이라고도 불렸다. 1980년대 동성애에 대한 공포를 불렀던 에이즈 바이러스도 침팬지에서 유래된 것으로 밝혀졌다. 그 외에 조류독감, 메르스, 에볼라 등 치명적이었던 감염병이 모두 인간이 아닌 동물에서 유래한 질병이다.

지구온난화도 이런 감염의 대유행과 관계가 있다. 따뜻

해진 기후는 과거와는 다른 질병 지도를 만들기도 한다. 국내만 보더라도 말라리아모기의 개체 수가 늘어 1994년 25명이었던 감염 환자가 2000년 4,142명, 2018년 576명이 되었다.[19] 세계적으로 뎅기열 감염자도 늘고 있다. 네팔의 산악 지구에서도 뎅기열이 유행해 수십만 명이 감염되는 일도 있었다.[20] 기온이 올라 모기가 활동하기 좋아졌기 때문이다.

더 근본적으로는 인류가 전염병을 극복했다는 착각과 교만도 한몫한다. 알렉산더 플레밍이 우연히 페니실린을 발견한 이후, 인간은 인간을 괴롭히던 미생물들을 극복할 수 있다는 착각에 빠졌다.[21] 그러나 무분별한 항생제 남용과 오용으로 미생물에 내성이 생기기 시작했다. 내성이 생긴 항생제는 더 이상 반응하지 않는다.

그나마 세균 감염은 항생제라는 무기라도 있지만, 바이러스에는 아직 마땅한 무기가 없다. 몇 가지 항바이러스제와 사람 스스로 면역을 가지도록 유도하는 백신이 전부다. 갑자기 대유행하는 감염병의 백신은 한순간에 만들 수도 없는 데다가 접종 후 면역이 생기기까지 일정 기간 지나야 한다는 어려움이 있다.

그렇기 때문에 해외여행을 하지 말라는 말은 아니다. 대비만 잘하면 걱정할 필요가 없다. 여행 전 확인해야 할 것은 여행 지역에 대한 질환 정보다. 다행히 최근 질병관리본

혼자 살더라도 건강을 지키자

부에서는 이런 시대적 요구에 비교적 대비를 잘하고 있다. 질병관리본부 홈페이지에 들어가 '해외감염병 NOW'에 들어가면 해외 상황을 쉽게 알 수 있다.[22]

예를 들어 베트남을 입력해보자. 간략한 국가 정보와 함께 감염병 주요 유행 정보가 업데이트된 날짜가 나온다. 2020년 4월 25일 기준으로 코로나19와 뎅기열 환자가 지속해서 나온다고 써 있다. 그 아래에는 주의해야 할 감염병으로 뎅기열, 장티푸스, 홍역이 나온다.

더 아래에는 예방백신이 있는 감염병 목록이 나온다. 베트남 소도시나 시골 지역을 방문하는 사람은 의사와 상담 후 장티푸스 백신을 접종하라고 권한다. 말라리아 예방접종을 하려면 최소 출국 2주 전 의사와 상담할 것을 권하고 있다. 특히 휴양지와 대도시가 아니라면 의사와의 상담이 필수다. 국내 말라리아와 사용하는 예방약이 다르다. 하이킹이나 캠핑을 하는 경우에는 공수병 예방접종도 권고한다. 공수병은 베트남뿐 아니라 동남아시아 개발도상국에서 여전히 실존하는 위협적인 질병이다.

멕시코로 검색하면 유행하는 감염병으로 코로나19와 뎅기열이 나온다. 그 외에 주의해야 할 감염병으로는 지카바이러스, 장티푸스, 홍역 등이 나온다. 특히 지카바이러스에 감염되면 작은머리증 태아를 출산할 수 있다. 그래서 임산부는 여행을 연기하는 게 좋고 꼭 가야 한다면 모기 기피제, 모기장, 방충망을 사용하고 긴팔, 긴바지를 착용하라고 권한다.

중국 베이징을 검색해보자. 2020년 4월 25일 기준으로 '해당 국가는 검역관리지역'이라는 노란색 팝업창이 뜬다. 해외 방문 후 입국할 때는 건강상태 질문서를 작성해야 하고 이를 위반할 경우 검역법에 따라 징역 또는 1,000만 원 이하의 벌금에 처할 수 있다고 나온다. 팝업을 닫으면 현재 유행하고 있는 질환이 코로나바이러스감염증-19, 감염자는 지속 발생 중이라고 나온다.

안타깝게도 외교부가 운영하는 여행경보제도와 연계되지는 않는다. 외교부에서는 해외여행을 하는 국민들에게 여행경보를 알려준다. 테러 위험, 정치적 상황, 자연재해 등에 따라 경보 기준이 바뀌는데 대규모 감염병은 자연재해에 속한다.

여행경보 발령 현황을 확인하려면 외교부 홈페이지에 들어가 위쪽에 있는 '해외안전' 버튼을 클릭하면 된다. 여행 갈 목적지를 클릭하면 상세한 정보가 나온다.[23]

2020년 4월 25일 기준으로 중국을 클릭하면 빨간색으로, '철수권고'로 나온다. 1월에는 후안성 부근만 '철수권고' 였는데 중국 전역으로 확대된 것이다. 여행경보 발령 현황

혼자 살더라도 건강을 지키자

도 따로 볼 수가 있다. 현재 외교부가 '여행금지'로 지정한 곳은 아프가니스탄(2007.8.7.~2020.7.31.), 소말리아(2007.8.7.~2020.7. 31.) 등이다.

우한에서 시작된 코로나19에서 알 수 있듯, 시장이나 동물을 사육하는 장소에 갈 때는 주의가 필요하다. 특이한 야생동물을 섭취하는 것도 피해야 한다. 특히 본인이나 가족이 가축을 키우거나 그와 관련된 직업을 가졌다면 더욱더 조심하자. 비단 사람뿐 아니라 동물에게 전염병을 옮길 수 있기 때문이다. 공항에서 해외 과일과 육류 등을 검사하는 이유다.

여행지에 대한 질병 정보를 다 챙겼다면 평소 복용하는 약뿐 아니라 상비약을 챙기는 것도 잊어서는 안 된다. 갑자기 소화가 안 된다거나 설사가 있을 때 복용할 수 있는 약과 밴드류 정도면 된다. 그 이상의 증상일 경우에는 현지 응급의료시스템을 이용해야 한다.

재난에 가까운 대유행인 경우 검역 단계에서 하는 검사비는 정부에서 전부 지원한다. 그 외에는 국민건강보험이 지원되기 때문에 일부만 본인이 부담하게 된다. 여행 전에 처방받는 약이나 백신 접종 역시 큰 비용이 들지 않는다. 대개 여행자보험보다 저렴하다.

참고로 여행자보험은 회사에 따라 비용 차이가 있지만

일반적인 해외여행에 적용되는 보험은 1~2만 원 선에서 가입할 수 있다. 예방접종과 더불어 여행자보험도 가입하면 좋다. 보험 내용에 해외에서 연락할 수 있는 24시간 콜센터가 있고, 휴대폰을 잃어버려서 생기는 경제적 손실에 대한 보상도 있는지 살펴보자.

세계보건기구를 필두로 각 나라의 보건 환경을 개선하려는 노력이 계속되고 있다. 의과대학에서도 국제보건을 상당히 중요하게 가르치고 있기는 하다. 하지만 현실은 여전히 열악하다. 특히 개발도상국 또는 세계적으로 유행하는 질병이 발생한 국가를 방문할 때는 스스로 더 신경 써야 한다.

18 미국 질병통제센터CDC는 2020년 2월 25일부로 한국 여행을 3단계인 '불필요한 여행 자제'로 변경했다. 한국에서 급속하게 확진자가 늘어남에 따라 결정한 사항이다. 일본과 독일은 대구와 청도 여행을 연기하라고 권하고 있다. 한국에 머물다가 자국으로 입국하는 것을 아예 금하는 곳도 있다.

혼자 살더라도 건강을 지키자

이스라엘, 바레인, 요르단, 키리바시, 사모아 등이다.

https://www.yna.co.kr/view/AKR20200224071500504?input=1195mhtt
ps://www.ytn.co.kr/_ln/0104_202002251053082106

19 질병관리본부는 2019년 6월 말라리아 없는 한반도를
위한 '말라리아 재퇴치 5개년 실행계획'을 발표했다. 현재
우리나라 말라리아 발생률은 경제협력개발기구OECD 국가
중 1위이며, 휴전선 접경 지역에서 환자의 89%가 나온다고
한다. 북한에서 넘어오는 모기를 퇴치해야 하는 문제가 있어
박멸이 쉽지 않다. 해당 지역에 거주하는 사람은 헌혈할 때
해당 사실을 사전에 말해야 한다. https://www.cdc.go.kr/board.es
?mid=a20501000000&bid=0015&act=view&list_no=144214

20 〈한겨레〉는 2019년 12월 4일 자 '온난화 탓 1400m 네팔
고지대에도 뎅기열 유행' 기사를 통해 네팔의 카트만두에도
모기가 창궐해 뎅기열 환자가 급속도로 늘고 있다고
보도했다. http://www.hani.co.kr/arti/science/science_general/919526.
html

21 페니실린을 발명이 아니라 발견이라고 표현한 것에는
그 나름 이유가 있다. 미생물을 연구하던 플레밍은 세균배양
접시를 방치하다가 우연히 푸른곰팡이가 접시 위에 자라고
있는 것을 발견했다. 그런데 신기하게도 곰팡이 주위의
포도상구균이 깨끗하게 녹아 있었다. 이것을 본 플레밍은
페니실리움이란 학명을 가진 푸른곰팡이에서 추출해
만들었다는 의미로 최초의 항생물질을 페니실린이라고

명명했다. 자세한 이야기가 궁금하다면 다음 링크를 참고하라. https://terms.naver.com/entry.nhn?docId=3571306&cid=589 43&categoryId=58966

---

22 질병관리본부 홈페이지에 들어가면 상단 메뉴에 감염병이 있고 그 하단에 해외감염정보, 해외감염병 NOW란 세션이 있다. 이를 누르면 별도의 창이 뜨면서 여행 갈 국가를 입력하라고 나온다. 다른 방법으로 포털 사이트 검색창에 '해외감염병'으로 검색하면 해외감염병 NOW라는 웹사이트가 가장 상단에 나온다. 주소는 'http://www. 해외감염병now.kr'이다.

---

23 '외교부 해외안전여행' 사이트로 바로 들어갈 수도 있다. http://www.0404.go.kr/dev/main.mofa

연인과의 데이트,
이것만은 조심하자

: 성병과 피임

포기해야 할 것이 많다며 'n포' 세대로 불리는 미혼 남녀들. 이들도 사랑만은 포기하지 못하는 경우가 많은 듯하다. 하지만 주의해야 하는 것이 있다. 바로 성병과 피임이다.

성병은 예방이 최선

젊은 세대에서 성 접촉으로 생기는 감염, 이른바 성병STD: sexual transmitted disease이 늘고 있다. 특히 10대에서 30대 사이의 증가 폭이 매우 크다고 한다.[24] 질병 특성상 정부 통계에 잡히지 않은 환자가 많다는 사실을 감안한다면 상황이 더 심각하다.

의학적으로 해결이 어려운 사람면역결핍바이러스HIV: human immunodeficiency virus(후천면역결핍증후군, 에이즈) 감염자도 증가하고 있으며, 임질과 클라미디아 감염자도 상당히 늘어나고 있다. 전통적인 성병은 치료는 비교적 간단하지만, 상대와 함께 치료해야 하므로 여러모로 껄끄러울 수밖에 없는 질병이다. 임질 감염 신고 수는 2010년 1,816건에서 2018년 2,361건으로 증가했다. 클라미디아는 2,984건에서 1만 606건으로 늘었다. 전문가들은 '과거에 비해 성적 활동이 활발해지면서 성 매개 감염병도 늘어나는 것으로 추측'

한다고 말한다.

심평원의 보건의료빅데이터 개방시스템에서 임질과 클라미디아 감염을 포괄하는 성병 추이를 검색해도 증가세를 확인할 수 있다. 성병으로 병원에 방문한 환자는 2015년 43만 1,315명에서 꾸준히 늘어 2019년 59만 1,508명이었다. 1인당 검사와 치료 등 지급 비용은 10만 원보다 조금 더 많았고 각 개인이 부담한 비용은 3만 2,000원 정도였다.[25]

검사에 드는 실제 비용은 더 클 수 있다. 비뇨의학과 의원에서 시행하고 있는 성병 검사 중 건강보험 적용이 되지 않는 비급여 검사도 있기 때문이다. 병원에서 설명할 때 흔히 유전자 검사라고 말하는데, 우리의 유전자를 검사하는 것은 아니다. 중합효소연쇄반응polymerase chain reaction(이하 PCR) 검사를 통해 세균의 유전자가 있는지 보는 검사로, 통상적인 배양검사보다 빠르고 정확도도 높다고 한다.

이렇게 좋은 검사인데 왜 건강보험 적용이 되지 않는지 의아하게 생각할 수도 있다. 보험이 되는 질환도 일부 있다. 트리코모나스, 마이코플라즈마, 클라미디아, 임질균 등은 건강보험이 적용되는 급여 대상이다. 비급여일 때는 7~8만 원이지만 건강보험이 적용되면 2~3만 원에 받을 수 있다.

그런데 다른 성병도 검사해야 한다. 여기에서 고민이 시작된다. 일선 병원에서 시행하는 성병 PCR 검사 키트에는

6종에서 18종의 성병을 검사하게 되어 있는데 일부는 건강보험 적용이 되는 질병이고 일부는 아니다. 그러다 보니 비급여로 시행하는 경우가 가끔 있다. 급여가 되는 질병만 검사하고 싶다고 해도 그 결과만 받는 것이 애초에 불가능하다. 게다가 실제로 급여가 되지 않는 성병을 통해 문제가 생기는 경우가 있기 때문이다. 그렇기에 의료진은 상황을 설명하고 검사를 권유해야 하며, 검사를 받는 사람은 장단점을 이해하고 PCR 검사나 고식적 배양검사 중에 선택할 권리가 있다.

성병은 예방이 최선이다. 예방을 위해서는 잘 모르는 사람과의 성관계를 피해야 한다. 성 윤리에 대한 훈계가 아닌 의학적 사실에 입각한, 의사로서의 권고다. 성적 파트너가 여러 명이면 성병에 걸릴 확률이 높다. 그뿐 아니라 자궁경부에 감염되는 사람유두종바이러스(이하 HPV)에 걸릴 가능성이 높고, 결국 자궁경부암이 생길 가능성이 높아진다.

HPV는 남성에게도 질병을 일으킨다. 흔하게는 생식기 사마귀를 만들고 더 나아가 외음부암(음경암)을 일으킬 수 있다. 남녀 모두에게는 항문암, 구강암, 후두암을 유발한다.

콘돔을 사용하면 예방할 수 있는 것 아니냐고 묻는 사람이 있는데, 꼭 그렇지만도 않다. 정확히 말하면 콘돔을 어떻게 사용하는지에 따라 다르다. HPV를 예방하려면 성기 삽입 직전에 콘돔을 착용하는 것은 적합하지 않다. 남성이 발기가 된 상태에서 바로 콘돔을 착용하는 것이 그나마 조금 더 낫다.

이렇게 해도 완벽하다고 말하기는 힘들다. 바이러스가 성기에만 있는 것이 아니기 때문이다. HPV가 구강암이나 인후두암을 일으키는 것만 봐도 알 수 있다. 따라서 예방하기 위해서 HPV 예방주사를 맞는 것이 가장 좋다.

HPV 백신을 맞으면 자궁경부암의 70%를 일으키는 고위험 유전형(16, 18형) HPV 감염을 예방할 수 있다. 현재는 '건강여성첫걸음사업'을 통해 무료로 지원하고 있다.[26] 무상 지원 대상은 만 12세 여성이다. 이렇게 나이를 선정한 이유는 HPV에 노출되지 않은 경우에 백신의 효과가 크기 때문이다.

하지만 성 경험이 있는 사람에게도 HPV 백신의 예방 효과가 있다고 알려졌다. 또한 남성도 접종하면 좋다. 남성의 접종은 아직 건강보험 적용이 되지 않는다. 비용은 다른 백신보다 높은 편으로 20만 원 정도다.

유통되는 제품은 가다실과 서바릭스라는 상품인데, 가다실은 4가와 9가 백신이고 서바릭스는 2가백신이다. 자궁경부암을 일으키는 HPV는 16형과 18형이며 두 제품 모두 이 둘을 예방할 수 있다. 다만 4가백신은 성기 주변 사마귀

(곤지름)를 발생시키는 HPV 6형과 11형도 예방할 수 있다. 가다실 9형은 31, 33, 45, 52, 58형이 추가된 것이다(이들 형태는 자궁경부암을 일으킬 수도 있다고 알려졌다). 하지만 지금까지 알려진 바로는 둘 중 어느 것을 접종하더라도 예방 효과는 비슷하다.

한때 HPV 백신 부작용에 대한 괴담이 퍼졌지만 대부분 사실이 아니다. 2014년 일본에서 접종한 뒤 신경계 부작용에 따른 경련, 복합 부위 통증 등이 발생했다고 알려졌지만 과장된 측면이 많다. 세계적으로 큰 부작용 없이 2억 건 이상 접종이 이뤄졌고 세계보건기구 국제백신안전성 자문위원회에서도 '근거 없는 부작용 의심으로 낮은 백신 접종률이 실질적 위해가 되고 있다'며 접종을 권한다.

우리나라 질병관리본부에서도 호주, 덴마크, 미국, 프랑스 등 HPV 백신을 도입한 국가들에서 생긴 유의미한 효과를 바탕으로 적극적으로 홍보하고 있다. 우리나라에서도 이미 수백만 명이 안전하게 접종을 마쳤다고 하니 걱정할 필요는 없겠다.[27]

완벽한 피임법은 없다

원치 않는 임신을 피하려면 올바른 피임법을 숙지해야 한다. 우선 알아야 할 사실이 있다. 100% 완벽한 피임이란 존재하지 않는다. 99% 확률로 임신을 피할 수 있을 뿐이다. 따라서 기본적으로 믿을 수 있는 파트너를 만나는 것이 가장 중요하겠다. 그리고 남성이 콘돔을 쓰는 것뿐 아니라 여성도 피임을 할 필요가 있다. 남성과 여성 이중으로 피임하면 피임 확률이 더 높아진다. 이런 방식을 '더블 더치 피임'이라고 부르기도 한다.

잘 알려져 있듯이 젊은 남성의 피임은 콘돔이 대표적이다. 남성의 성기가 발기된 상태에서 콘돔을 착용한다. 간단한 피임 도구지만 주의 사항이 있다. 콘돔 끝에 돌기가 있는데, 씌우기 전에 꽉 눌러 납작하게 만들어야 한다. 그래야 사정 후 정액을 저장하는 역할을 제대로 할 수 있다. 그러지 않으면 정액이 콘돔 밖으로 넘치고 자칫 운이 나쁘면 벗겨진다. 피임이라는 목적을 제대로 달성하지 못하는 것은 물론이고 성병 감염의 위험도 올라간다.

남성 피임법 중 하나인 정관수술은 자녀가 있는 경우에 추천한다. 복원 수술을 해도 완벽하게 복원하기 불가능할 뿐더러 정관수술 이후 시간이 흐를수록 임신 확률이 떨어지기 때문이다. 과거 출산을 제한하던 시기에는 건강보험이 적용되어 저렴하게 수술을 받을 수 있었지만 현재는 보험 적용 대상이 아니다. 시간은 20~30분쯤 걸리고 비용은 30만 원가량 한다.

여성의 피임법은 먹는 약과 자궁내장치IUD: intrauterine device로 나뉜다.

호르몬제로 이루어진 피임약은 한때 부작용을 걱정하는 이가 많아 복용률이 높지 않았지만 최근에는 높아지고 있다. 이들 약은 의사의 처방 없이도 구매할 수 있는 일반 의약품으로 한 박스가 1개월 분량이다. 가격은 대략 1만 원 안쪽이다. 이들 제품은 피임을 위해 사용될 수도 있지만 불규칙한 생리 주기를 치료하는 목적으로 처방하기도 한다.

피임 주사제도 있다. 3개월에 한 번씩 주사를 맞는 제품으로 먹는 약과 마찬가지로 호르몬제다. 해외에서는 보편적인 피임법이라고 하나 우리나라에서는 호응이 그다지 크지 않은 듯하다. 가격은 1회 주사에 6만 원 정도다. 3개월 피임 효과로 치면 경구용 피임약과 비슷하거나 약간 비싼 편이지만 약 복용을 자주 잊는다면 선택할 만하다.

다른 피임 방법으로 자궁내장치를 두는 것이 있다. 흔히 루프라고 부른다. 자궁 내에서 장치가 염증을 일으켜서 착상을 어렵게 만드는 원리를 이용한 피임법이다. 가격은

30~50만 원 사이다.

자궁내장치는 장단점이 분명하다. 단점으로는 시술 후 과다월경이나 생리통 등이 생길 수 있고, 질 분비물이 많아질 수도 있다는 것이다. 한 번 시술로 수년간 피임 상태가 유지된다는 것이 장점이다. 장기적으로 봤을 때 비용 절감 효과도 있다는 뜻이다. 게다가 루프를 제거하면 바로 임신할 수 있는 상태가 되고, 수유 중에도 사용할 수 있다. 최근에는 호르몬을 함유한 제품도 나왔다.

말하기 부끄럽고 번거롭다고 해서 준비 없이 성을 즐기려는 것은 올바른 자세가 아니다. 나와 상대방의 건강을 위해서 기본적인 건강 수칙을 지켜나가는 것이 성인으로서 바람직한 모습이란 점을 기억하자.

24 〈헬스조선〉의 2020년 1월 28일 자 기사 '20대의 또 다른 아픔 성질환… 피임·검사는 필수'에 따르면 성병 환자 절반이 10대에서 30대라고 한다. 질병관리본부 통계에 따르면 2018년 기준으로 새로 신고된 HIV(에이즈) 감염 환자는 1,206명이며, 연령대는 20대가 32.8%, 30대가 27.2%다. 하지만 신고되지 않았거나 숨겨진 환자가 더 많을 것으로 추정하고 있다. http://health.chosun.com/site/data/html_dir/2020/01/27/2020012701352.html

25 보건의료빅데이터 개방시스템에서 통계를 찾아볼 수 있다. 가장 쉽게 접근할 수 있는 것이 국민관심질병에 대한 통계다. 의료통계정보 하부에 있는 국민관심질병은 검색창에 특정 질환만 넣으면 질병 추이와 비용을 확인할 수 있다. 다만 몇 가지 제한점이 있다. 이 시스템이 구축된 지 오래되지 않았기에 2015년 이후 자료부터 조회할 수 있다는 점이다. 또 심평원의 데이터는 청구 데이터라 실제와 차이가 있을 수도 있다는 점을 이해할 필요가 있다. 이런 차이는 정부에서 중증질환과 경증질환을 질환코드로 분류하려는 정책을 펴는 것과 심평원에서 특정 코드일 때만 항생제 처방을 허용하는 것과 관련이 있다. https://opendata.hira.or.kr/home.do

26 '건강여성첫걸음사업'은 건강한 여성재단이 대한산부인과학회, 대한부인종양학회, 대한산부인과의사회와 함께하는 자궁경부암 예방 사업이다. 홈페이지에 가면 사업에 참여하고 있는 산부인과를 찾을 수 있으며 자궁경부암을 예방하기 위한 백신의 중요성을

혼자 살더라도 건강을 지키자

홍보하고 있다. 사업에 참여하지 않는 의료기관에 가면 건강 상담과 예방접종 비용을 지원받을 수 없다는 점을 주의해야 한다. http://start-women.or.kr/

---

27 질병관리본부 예방접종도우미 홈페이지에 HPV 백신에 대해 자세히 나와 있다. 여기에 보면 일본에서 발생한 괴담이 상당 부분 '과장'된 측면이 있고, 신경학적 부작용을 강조한 한 논문은 실험 조건을 부풀린 것으로 알려져 해당 학회지에서 논문 게재를 철회했다고 밝히고 있다. 우리나라의 경우 2020년 3월 기준으로 약 150만 건의 HPV 접종이 이뤄졌으며 접종 후 109건(0.007%)의 이상 반응이 신고되었으나 대부분 일시적인 실신과 어지러움으로, 심리적 요인으로 파악되었다고 한다. 아직 안전성이 우려되는 중증 이상 반응 사례는 없다. https://nip.cdc.go.kr/irgd/introduce. do?MnLv1=3&MnLv2=6&MnLv3=3

혼술 좋아하다 생길 수 있는
알코올중독

: 각종 중독에 대한 진단

혼자 살더라도 건강을 지키자

혼자 술 마시는 사람이 늘고 있다. 혼자 술 마시는 것을 '혼술'이라고 부르는데, 특히 집에서 혼자 마시면 '홈술'이라고 한단다. '혼술'은 1인가구 증가에 따라 급격히 성장하며 하나의 문화로 자리 잡았다. 병으로만 팔던 와인을 혼자서도 편하게 마실 수 있도록 저용량 용기에 판매하고, 위스키도 미니어처보다 좀더 큰 1인 용량이 나왔다. 시장조사기관 닐슨코리아가 발표한 자료를 보면, 2018년 국내 가구 연간 주류 구매량은 전년 대비 17% 늘었다.[28] 특히 코로나19로 '사회적 거리두기 운동'이 한창인 요즘은 더 심하다.[29]

그러나 혼술을 즐길 때는 알코올중독에 빠지지 않도록 조심해야 한다. 통상적으로 알코올중독이라고 말하지만 의학적으로는 알코올의존증이라는 표현이 정확하다. 이는 지속적이고 과도한 음주로 정신적, 신체적, 사회적 기능에 장애가 오는 것을 뜻한다. 전문가들은 혼자 술을 마실 때 '대화 상대가 없어 술에만 몰입할 가능성'에 주목한다. 술 마시는 행위를 제어해줄 사람이 없다는 것도 문제로 꼽는다.

혼술이 위험하다는 통계는 아직 없지만, 간접적이나마 주의가 필요하다는 것을 보여주는 자료가 있다. 2016년 식품의약품안전처 조사를 보자. 20~40대 국민 중 6개월 내 주류 섭취 경험이 있는 성인 남녀 2,000명(남성 1,028명, 여성 972명)을 대상으로 조사한 결과 66.1%가 혼술을 한 적이 있다고 답했다. 이 가운데 25.5%는 6개월 전에 혼술이 늘었다고 응답했다. 혼술이 습관화될 가능성을 보여준다.

알코올의존증의 의학적 진단 기준은 다음과 같다. 의도했던 것보다 술을 많이 마시고 또 장기간 마신다, 술을 줄이려다 실패한 경험이 있다, 술에 대한 욕구가 늘 있고 반복적인 음주로 정상적인 직장 생활이 어렵거나 학교와 가정에 충실하지 못한다, 술 때문에 대인관계 문제가 발생하는데도 술을 계속 가까이 한다 등. 이러한 증상을 모아 자가 진단표를 만들었는데 그 내용은 다음 페이지를 참고하자.

진단을 위한 설문지라고는 하지만 주관적 의견이 포함되기 때문에 어느 정도 오차가 발생할 수밖에 없다. 8점 이상이면 음주 습관에 주의를 기울여야 하고 20점 이상은 일반적으로 말하는 알코올중독에 해당한다.[30]

그런데 도대체 술을 얼마나 마셔야 알코올중독이 되는 걸까? 애주가라면 이런 고민을 해본 적 있을 것이다. 이는 사람마다 달라 사실 정해진 바는 없다. 얼굴이 쉽게 붉어져 술을 못 마시는 사람은 알코올중독에 빠질 위험이 상대적으로 낮다고 알려져 있다.

알코올 성분인 에탄올이 체내에 흡수되면 간에 있는 분해 효소에 의해 아세트알데하이드로 바뀐다. 이 과정에서 얼굴이 붉어진나. 아세트알데하이드는 신체에 해로운 독성

혼자 살더라도 건강을 지키자

질문

① 얼마나 자주 술을 마십니까?

② 술을 마시는 날은 보통 몇 잔을 마십니까?

③ 한 번에 술좌석에서 6잔(또는 맥주 2,000cc) 이상을 마시는 횟수는 어느 정도입니까?

④ 지난 1년간 일단 술을 마시기 시작해 자제가 안 된 적이 있습니까?

⑤ 지난 1년간 음주 때문에 일상생활에 지장을 받은 적이 있습니까?

⑥ 지난 1년간 과음 후 다음 날 아침에 정신을 차리기 위해 해장술을 마신 적이 있습니까?

⑦ 지난 1년간 음주 후에 술을 마신 것을 후회한 적이 있습니까?

⑧ 지난 1년간 술이 깬 후에 취중의 일을 기억할 수 없었던 적이 있습니까?

⑨ 당신의 음주로 자신이나 다른 사람이 다친 적이 있습니까?

⑩ 가족이나 의사가 당신의 음주에 대해 걱정하거나, 술을 끊거나 줄이라는 권고를 한 적이 있습니까?

	0점	1점	2점	3점	4점
①	전혀 안 마심	월 1회 이하	월 2~4회	주 2~3회	주 4회
②	1~2잔	3~4잔	5~6잔	7~9잔	10잔 이상
③	없음	월 1회 미만	월 1회	주 1회	거의 매일
④	없음	월 1회 미만	월 1회	주 1회	거의 매일
⑤	없음	월 1회 미만	월 1회	주 1회	거의 매일
⑥	없음	월 1회 미만	월 1회	주 1회	거의 매일
⑦	없음	월 1회 미만	월 1회	주 1회	거의 매일
⑧	없음	월 1회 미만	월 1회	주 1회	거의 매일
⑨	없음		있지만 지난 1년간 없음		지난 1년간 있음
⑩	없음		있지만 지난 1년간 없음		지난 1년간 있음
소계					
총점					

평가 기준 0~7점 : 정상음주자

8~11점 : 상습적인 과음자로 주의를 요함

12~19점 : 문제음주자 혹은 잠재적인 알코올의존자

20점 이상 : 알코올의존자로 분류

혼자 살더라도 건강을 지키자

물질이다. 그렇기 때문에 아세트알데하이드를 독성이 없는 물질인 아세트산으로 빨리 바꿔줘야 한다. 이 작용을 하는 효소가 바로 알데하이드 분해 효소다.

문제는 사람에 따라 알데하이드 분해 효소 생산량이 다르다는 점이다. 유전자에 어떻게 프로그래밍되어 있느냐에 따라 생산량이 달라진다는 사실이 비교적 최근에 밝혀졌다. 통계에 따르면 우리나라 국민 35%가 알데하이드 분해 효소 활성도가 낮다고 한다.[31]

알코올중독은 체질상 술을 못 마시는 사람보다는 몸에서 술이 잘 받는 사람에게 생길 가능성이 더 높다. 마시면서 괴로운 사람보다 마시면서 즐거운 사람이 중독에 빠질 가능성이 더 높다는 것을 짐작할 수 있다.

중독은 뇌의 문제다. 술과 마약처럼 중독을 일으키는 물질들은 결국 뇌 회로에 문제를 만든다. 1954년 캐나다에서 있었던 쥐 실험에서 이 사실이 증명되었다. 제임스 올즈와 피터 밀너는 쥐가 레버를 누르면 뇌의 특정 부위가 자극되는 장치를 만들었다. 자극되는 부위는 쾌감을 느끼는 영역이었는데, 레버를 누를 때 신경전달물질인 도파민이 분비되어 쥐가 행복감을 느끼도록 설계했다. 그런데 실험이 시작되자 쥐는 먹을 것도 거들떠보지 않고 레버만 눌러댔다고 한다. 지쳐 탈진할 때까지 레버만 누르는 쥐를 보고 연구

자들이 얼마나 놀랐을지 상상만 해도 끔찍하다.[32]

흡연도 뇌의 문제다. 한번 빠지면 스스로 빠져나오는 것이 불가능에 가깝다. 한번 쾌락을 맛본 뇌는, 아무리 당사자의 의지가 강하다고 하더라도 중독을 극복하지 않으려 한다. 게다가 금단현상은 섬망delirium tremens, 혈압 하강 등 육체에 위협이 되기 때문에 의료기관의 도움을 받는 것이 필요하다. 도박, 쇼핑, 게임 등도 정도에 따라서는 중독 위험성이 있다. 특히 혼자 사는 삶을 즐긴다면 중독을 더 경계해야 한다.

28 2019년 2월 7일 자 〈브릿지경제〉 기사를 보면 '홈술·혼술이 대세'라고 한다. 닐슨코리아의 조사 결과에 따르면 57%가 집에서 마신다고 했고, 마시는 횟수는 월평균 약 5.5회라고 답했다. 절대적인 수치는 30대 남성이 많았지만, 사실 연령이나 남녀 사이에 큰 차이를 보이지 않았다고 한다.
http://www.viva100.com/main/view.php?key=20190206010000666

29 2020년 3월 9일 자 〈뉴스1〉 기사에 따르면 '코로나19로

회식이 끊겨 혼술 찾는 사람이 늘고 있다'고 한다. 사회적
거리두기를 실천하기 위해 집에서 혼자 술을 마시는
경향이 늘고 있다는데, 이를 보여주는 지표도 있다.
신세계백화점에서 파는 와인의 최근 매출이 전년도 같은
기간에 비해 5.2% 늘었다고 한다. 와인의 매출이 느는 것은
혼자 식사할 때 살짝 곁들이기에 가장 적합하기 때문이라고
추측했다. https://www.news1.kr/articles/?3866627

---

30 네이버 건강백과 중 서울대학교병원 의학정보로 올라와
있는 '알코올사용장애'를 참고하자. 알코올의존이 심해지면
언어가 불분명해지거나 운동실조증이 올 수 있으며,
중독자가 갑자기 음주를 중단했을 때는 섬망까지 올 수 있기
때문에 가볍게 볼 문제가 아니다. https://terms.naver.com/entry.
nhn?docId=926925&cid=51007&categoryId=51007

---

31 〈오마이뉴스〉의 연재 기사 '재미있는 과학이야기' 65회에
술 마시면 얼굴이 빨개지는 이유에 관해 자세한 내용이
실렸다. 유전적인 능력이 떨어지기 때문에 몸이 보내는
경고신호를 간과하지 말아야 한다. http://www.ohmynews.com/
NWS_Web/View/at_pg.aspx?CNTN_CD=A0002111790

---

32 〈정신의학신문〉의 '중독은 뇌의 병이다'라는 기사에는
알코올중독이 있는 사람을 모시고 한 간단한 임상시험
내용을 소개했다. 환자는 가족 사진을 보여줄 때도 아무
반응이 없었는데 술을 보여주자 쾌감 회로가 반응했다고
한다. http://www.psychiatricnews.net/news/articleView.html?idxno=34

떨어져 있더라도
부모님 건강은
챙기자

걱정되는 질병 치매, 이렇게 예방할 수 있다

: 치매 진단과 치료

인구 고령화가 문제라는 언론보도를 본 적이 있을 것이다. 나이 든 사람이 많아지는 것 정도로 단순하게 생각할 수도 있겠지만, 관심을 가지고 들여다보면 매우 골치 아픈 문제다.

무엇보다 경제적인 문제가 있다. 노인인구 대부분이 일을 하지 않거나, 하더라도 젊었을 때만큼 일하기 어렵다. 따라서 거시적으로 본다면 이들을 사회에서 부담해야 한다. 사람이라면 누구나 늙기에 오늘의 노인은 내일의 나라는 생각으로 사회안전망을 만들어야 하는 것이다. 이런 차원의 지원은 매년 조금씩 폭을 키워나가는 중이다.

그런데 노인 세대를 부양해야 하는 젊은 세대는 날이 갈수록 줄고 있다. 우리나라는 OECD 36개 회원국 가운데 합계출산율이 1명 미만인 유일한 국가다.[1] 2019년 상반기 출생아 수는 15만 8,524명으로 역대 최하 기록이었다. 이런 흐름이 계속된다면 미래 세대의 부담이 더 커질 수밖에 없다.

당연하게도 나이가 들면 아픈 곳이 많다. 우리가 내는 건강보험료의 상당 부분이 노인 환자의 진료비로 지출된다.[2] 만성질환은 물론이고 여러 퇴행성질병이나 암도 나이와 밀접한 관련이 있다. 신경계 질환인 치매도 나이와 관계가 깊다.

치매의 어원과 사회적비용

많은 사람의 사랑을 받은 영화 〈내 머리 속의 지우개〉와 〈노트북〉의 소재이기도 한 치매는 여러 원인에 따른 인지기능 저하를 나타내는 포괄적인 단어다. 일종의 증상을 나타내는 진단명이라고도 할 수 있는데, 한자어를 풀어 생각해 보면 좀더 이해하기 쉽다.

치매癡呆는 어리석을 치癡와 어리석을 매呆가 합쳐진 단어다. 우리나라뿐 아니라 한자문화권인 중국, 일본, 대만이 모두 같은 한자를 쓴다.

치매의 영어 단어인 디멘치아dementia 역시 말의 뿌리가 비슷하다. 라틴어 디멘트dement에서 유래되었는데 '제정신이 아닌 상태', '멍청함'을 뜻한다고 한다. 동서양 모두 오래전부터 '어리석은 사람', '아둔한 사람'이란 뜻으로 치매라는 표현을 사용한 것이다.

한쪽에서는 치매라는 말에 포함된 부정적이고 비하적인 뜻이 좋지 않으니 용어 자체를 바꾸자고 주장한다. 실제로 일부 국가에서는 치매 대신 다른 용어를 쓰고 있다. 일본과 중국, 대만이 대표적이다. 이들은 치매라는 진단명 대신 인지증, 실지증, 뇌퇴화증으로 사용한다. 우리나라도 과거 간질이라는 용어를 뇌전증으로 바꾼 경험이 있다. 치매

도 정치권에서 바꾸는 것을 추진했지만 현재는 무산된 상태다.[3]

치매는 사회적비용이 만만치 않다. 보건복지부 자료에 따르면 의료비와 요양비, 생산성 손실 등 간접비까지 포함해 치매환자 1인당 들어가는 관리 비용이 연간(2018년 기준) 2,000만 원 수준이라고 한다. 전체로 따지면 국내총생산(이하 GDP)의 0.8% 정도로, 15조 3,000억 원이다. 걱정되는 점은 이 금액이 더 늘어날 것이라는 전망이다. 2050년에는 1인당 3,900만 원, 전체 관리 비용은 GDP의 3.8%에 이르는 106조 5,000억 원까지 늘 것이라고 한다. 우리나라 한 해 예산이 2019년 기준으로 470조 정도인 것을 생각하면 엄청난 수치다.

실제로 심평원의 청구 자료에서 증가세를 확인할 수 있다. 치매로 진료받은 환자는 2012년 27만 8,727명에서 2019년 55만 1,845명으로 연평균 10.2% 늘었다. 진료비는 2012년 7,949억 원에서 2019년 1조 9,480억 원으로 연평균 13.7% 증가했다. 치매환자 1인에 대한 연간 진료비는 2019년 기준으로 353만 원이다. 이는 건강보험에서 지급되는 비용만 계산한 것으로 비급여 항목은 빠져 있다. 대표적인 비급여 항목은 성인용 기저귀와 물티슈다.

치매가 득히 힘든 이유는 놀볼 사람이 환자 바로 옆에

있어야 한다는 점이다. 대한치매학회에서 진행한 '치매환자의 일상생활 수행 능력에 대한 인식조사' 결과에 따르면, 치매환자의 보호자 중 78%가 환자를 돌보기 위해 직장을 그만두거나 근로시간을 줄였다고 한다.[4]

치매가 진행되면 인지력 저하로 가족마저 알아보지 못한다. 그뿐만 아니라 성격이 바뀌어 폭력적 성향을 보이기도 하고, 산책하다가 길을 잃기도 한다. 최근 3년간 치매환자 1,199명이 실종되었다고 한다. 남성 43%(515명), 여성 57%(684명)다. 이들 중 18명이 사망했고 11명은 치명적일 수 있는 저체온증을 경험했다.[5]

상황이 이렇다 보니 치매 부모를 두고 있으면 형제자매 관계가 서먹해지기도 한다. 치매 부모를 돌보는 일이 부담스럽기 때문이다. 요양병원에 맡기자니 자식 된 도리가 아니라는 생각에 내적 갈등을 겪는 경우가 많다. 최악에는 가정이 파탄 나기도 한다.

이런 상황을 잘 알고 있던 문재인 대통령은 본인 임기 중에 '치매국가책임제'를 시행했다.[6] 이 제도에는 아직 개선해야 할 부분이 많지만, 큰 변화는 시작되었다. 2017년 12월부터 전국 256개 보건소에 치매안심센터가 열렸고 이곳에서 상담과 검진을 시행하고 있다. 센터에 설치된 가족 카페에서 정보를 나누고 심리적 부담을 덜 수 있도록 가족 프로그램도 운영한다.

중증 치매환자를 돌볼 수 있는 병원을 '치매안심병원'으로 지정하기도 한다. 이들 병원은 치매환자가 밤에 배회하는 특성을 고려해 원형 복도를 갖추는 등 시설과 인력 기준을 모두 충족한 의료기관이다. 55개 공공요양병원은 치매전문병동을 갖추고 있으며, 민간 의료기관 중에서도 김천노인전문요양병원, 안동노인전문요양병원 등이 치매안심병원으로 지정받았다.

풀어야 할 문제도 있다. 공립 병원이 아무리 많아도 늘어나는 치매 인구를 모두 수용하는 것은 현실적으로 불가능하다. 따라서 민간의 협조가 필요하기에 정부에서 치매안심병원' 지정을 해주는 것이다. 그런데 시설과 인력 기준을 맞춰 치매안심병원이 되더라도 해당 의료기관에 아무런 이득이 없다면, 아무도 지원하려고 하지 않을 것이다. 그런 일이 실제로 일어나고 있으니 우려가 크다.[7]

치매의 종류

치매는 단일 질환으로 인식하기 쉽다. 진단명도 '치매'라고 쓰지만 실제로는 원인에 따라 80~90가지로 나뉜다. 빈도별로 크게 나누면 알츠하이머병(50%), 혈관성 치매(20~30%), 퇴행성 뇌질환(10%) 등으로 분류할 수 있다. 따라서 치매를 진단하거나 예방하는 방법도 원인에 따라 다양할 수밖에 없다.

치료의 목표를 완치라고 한다면 알츠하이머는 치료가 어려운 질환에 가깝다. 이 병은 뇌 조직에 특징적인 병변인 신경섬유다발neurofibrillary tangle 등이 관찰되고, 병이 진행되면서 뇌가 쪼그라드는 현상이 일어난다. 세포 단위로 들어가면 베타아밀로이드beta-amyloid라는 작은 단백질이 필요 이상으로 만들어져 뇌에 침착되는 것이 관찰된다. 많은 제약 회사에서 베타아밀로이드를 생성하지 못하는 약들을 만들기도 했지만, 큰 임상적 효과를 보지 못했다.

진단을 위해 자기공명영상(이하 MRI), 컴퓨터단층촬영(이하 CT) 등 구조적 뇌 영상 검사와 양자방출단층촬영PET, 단일광자방출촬영SPECT 등 기능적 뇌 영상 검사를 실시한다. 최근에는 MRI를 이용해 초기 알츠하이머를 잡아내기도 한다. 초기에 잡아내면 진행 속도를 늦출 수 있다. 전문가들은 아세틸콜린 분해 효소 억제제 등을 사용해서 진행을 늦출 수 있다고 이야기하고 있다.

혈관성치매는 치료뿐 아니라 예방도 가능하기에 적극적으로 대처해야 한다. 예방은 혈관이 막히는 심장질환과 뇌

치매 원인 질환의 비율

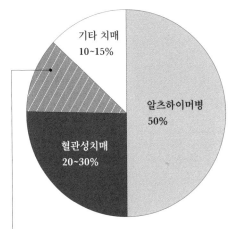

기타 치매
10~15%

알츠하이머병
50%

혈관성치매
20~30%

알츠하이머병 외 퇴행성 뇌질환
(루이체 치매, 전두측두엽 치매, 파킨슨병 치매)
10%

졸중 예방법과 동일하다. 고혈압, 당뇨, 콜레스테롤을 적극
적으로 관리하는 것이 필요하다. 흡연자는 금연하고 술을
좋아하는 사람은 절주해야 한다. 적절한 운동은 반드시 해
야 한다. 특히 심방세동처럼 부정맥이 있어 혈전이 생기기
쉬운 경우라면 의사를 만나 진단받은 후 약을 먹어야 한다.

1 2019년 8월 29일 자 〈동아일보〉 기사 '세계 유일 출산율
   0명대 한국… 올해 신생아 30만 명도 흔들린다'에 따르면
   우리나라 출산율이 사상 최저를 기록했다. 늦게 결혼하는
   사람이 많아지고 첫 아이 출산이 늦어지면서 둘째, 셋째
   자녀를 낳지 않게 되는 경향이 그 이유라고 한다.
   http://www.donga.com/news/article/all/20190829/97167354/1

2 2019년 10월 6일 자 〈메디칼 업저버〉는 '건강보험
   노인진료비 비중 40% 넘어'라는 기사를 통해 건강보험의
   노인진료비 비중이 2009년 31.6%에서 꾸준히 증가해
   2018년 40.8%가 되었다고 밝혔다. 자세한 내용은 다음

링크를 확인하길 바란다. http://www.monews.co.kr/news/
articleView.html?idxno=205476

3 치매 전문매체인 〈디멘시아 뉴스〉 2019년 4월 19일 자 기사
   '어리석다는 의미의 치매, 이름 못 바꾼 이유는 뭘까?'를 보면
   자세한 내용이 나온다. 법령상 사용되고 있는 '치매'라는
   질환명을 바꾸기 위해 법률 개정안까지 고려했지만, 국민
   대다수가 병명을 바꾸는 것에 부정적이었다. 보건복지부가
   시행한 인식도 조사에 따르면 병명을 바꿔야 한다는 의견은
   25%뿐이었고, 유지하자는 측은 75%였다고 한다. 또 치매에
   대한 부정적 인식이 발생한 원인과 관련해서는 '환자를
   비하하는 느낌'이란 의견이 7.11%였고, '질환에 대한
   두려움'이 48.2%였다고 한다. https://www.dementianews.co.kr/
   news/articleView.html?idxno=1662

4 2012년 9월 13일 자 〈병원신문〉 기사 '치매환자 돌보다 가정
   파탄 난다'를 보면 치매환자를 돌보는 방법도 월평균 소득에
   따라 차이가 난다고 보고하고 있다. 월평균 가구소득이
   200만 원 미만인 경우에는 혼자 간병을 전담하는
   비중이 66.7%로 높았고 전문 간병인과 교대하는 경우는
   7.4%뿐이었다고 한다. 반면 월평균 가구소득이 400만 원
   이상인 경우에는 전문 간병인과 교대하는 비중이 24.3%였고
   혼자 전담한다고 답변한 비중은 14%였다. 경제적으로
   여유가 되면 간병인을 쓰지만 그렇지 않으면 혼자
   치매환자를 돌보는 경우가 많고, 그 결과 직장을 그만두거나
   근로시간을 단축해서 결국 수입이 줄어드는 악순환이

일어나는 것이다.

---

5 2019년 1월 16일 자 〈디멘시아 뉴스〉는 치매환자의 실종
  사건이 빈번한 데 비해 경찰청에서 지급하는 배회감지기
  착용률은 낮아 피해가 계속되고 있다고 지적한다.
  https://www.dementianews.co.kr/news/articleView.html?idxno=1424

---

6 '치매국가책임제 시행 2년, 치매환자 262만 명 이용'이라는
  제목의 2019년 9월 19일 자 〈메디칼 업저버〉 기사를 보자.
  전국 256개 보건소에 치매안심센터가 설립되고, 치매환자
  262만 명이 이용하고 있다고 보도하고 있다. 또 정부가
  2020년부터 2028년까지 9년간 2,000억 원을 투입할
  계획이라고 전하고 있다. 정도가 심한 중증 치매환자의
  의료비 부담비율을 60%에서 10%로 대폭 낮춘 것도
  의미 있는 변화다. http://www.monews.co.kr/news/articleView.
  html?idxno=205068

---

7 〈디멘시아 뉴스〉 2019년 9월 17일 자 기사 '제1호
  치매안심병원 개소에도 수가 개설은 감감무소식'을 보면
  치매안심병원이 출범했으나 수가 개설이 되지 않았다고
  보도하고 있다. 치매안심병원은 시설뿐 아니라 인력 기준도
  맞춰야 한다. 치매환자의 특성상 일반 요양병원보다 인력이
  많이 필요하고 의사도 신경과나 신경외과, 정신건강의학과
  중 하나를 전공한 전문의를 고용해야 한다. 간호사도
  정신건강간호사 또는 노인전문간호사, 치매전문교육 과정을
  이수해야 한다. 그 외에도 비약물 치료 담당 작업치료사도

필요하다. 그러나 정부가 지원해줄 수 있는 현실적인
방안이 '보험 수가' 외에는 뾰족한 수가 없음에도, 진행에
미온적이라고 보도하고 있다. https://www.dementianews.co.kr/
news/articleView.html?idxno=2136

떨어져 있더라도 부모님 건강은 챙기자

무시무시한 암으로부터
부모님을 지켜라

: 암 진단과 치료

2019년에 발간된 '2018년 건강보험통계연보'에 따르면 우리나라 건강보험 진료비에서 암 진료비가 11.1%를 차지해 한해 9조 원을 넘겼다고 한다.[8] 암 진료비가 사회적 부담인 셈이다. 연령 분포를 들여다보면 50세 이상부터 급격히 증가하는 것을 볼 수 있다. 그중 60대 이상이 54.9%를 차지한다. 2018년 사망 원인 통계에 따르면 암은 우리나라 인구 사망 원인 1위다. 이런 위험에 우리 부모님도 예외는 아니다.

국립암센터에 따르면 우리나라 국민이 기대수명 83세까지 생존했을 때 35.5% 확률로 암에 걸린다고 한다.[9] 상당히 다양한 암이 있지만 그중 우리나라에서 주요하게 다루는 암을 살펴보자. 이 장에 나오는 주요 통계는 2019년 자료이고, 과거와 비교하기 위해 2012년 자료도 함께 다뤘다. 지금은 2015년 자료부터 조회되지만 초창기 심평원은 2012년 데이터도 공개했다. 해당 자료는 《생활 속 질병 통계 100선》에서 확인할 수 있다.

조기진단이 특히 중요한 위암

우리나라에서 위암은 2017년 기준 암 발생률 2위, 2018년 기준 사망률 3위인 질환이다.[10] 심평원에 따르면 2019년 위암 진단을 받은 사람 중 50대 이상이 90%가 넘는다. 위암은 우리나라와 일본 사람에게 잘 발생하는 암이다. 음주와 흡연, 짠 음식과 탄 음식 섭취가 위암과 관련이 있다.

증상이 없는 경우가 많지만 있어도 특이하지는 않다. 속쓰림과 체중감소가 생길 수 있고 때로는 복통, 오심, 구토가 있다. 궤양이 동반되면 위장관출혈이 나타나기도 한다.

위암으로 진단받은 인원은 2012년 14만 3,451명이었으나 2019년 16만 5,421명으로 2만 1,970명이 늘었다. 같은 기간에 진료비는 3,892억 원에서 5,622억 원으로 증가했다. 1인당 진료비는 2019년 기준 339만 8407원이다. 이 통계는 급여만 계산된 것으로 비급여를 포함하면 실제로는 더 들어간다는 점을 고려해야 한다.

위암은 특히 조기진단이 중요하다. 건강검진을 받는 그룹과 받지 않는 그룹을 비교했을 때 사망률이 50% 가까이 차이가 난다. 대한위암학회와 국립암센터는 40세부터 2년에 한 번 위내시경을 하도록 권하고 있다.

초기 증상이 거의 없는 폐암

심평원 2019년 통계에 따르면 폐암 환자도 위암과 마찬가

2019년 성별·연령별 위암 환자 수(단위: 명)

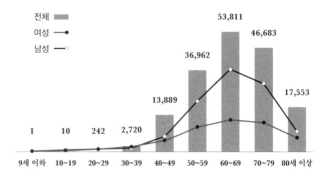

2019년 성별·연령별 폐암 환자 수(단위: 명)

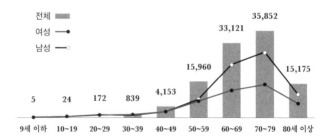

　　　　　　　　　　떨어져 있더라도 부모님 건강은 챙기자

지로 50대 이상이 약 95%에 이른다. 70대가 3만 5,852명으로 전체 연령 중 가장 많은 비중을 차지한다.

폐암으로 진료받은 환자 수도 점차 늘고 있다. 2012년 6만 4,377명에서 2019년 10만 371명으로 증가했다. 진료비는 2012년 4,118억 원에서 2019년 8,366억 원으로 연평균 10.7% 올랐다. 2019년 기준으로 1인당 진료비가 833만 원 정도다. 심평원 자료라서 보험이 되지 않는 비용은 계산되지 않았다.

폐암은 초기 증상이 거의 없다. 그래서 증상이 나타난 후에 가면 폐암 말기라는 진단을 받는 경우가 많다. 가슴 엑스레이검사에서 진단하기도 쉽지 않다. 폐암이 있어도 엑스레이에서는 정상으로 보이는 경우가 많기 때문이다. 이를 위음성이라고 부른다. 선별검사에서 위음성이 높으면 적절한 방법이라고 하기는 어렵다. 그래서 다수의 검진센터에서 이를 대체하기 위해 저선량 단층촬영을 하고 있다.

폐암의 가장 큰 위험 요인은 흡연이다. 즉, 폐암이 두렵다면 금연이 답이다. 간접흡연뿐 아니라 흡연 후 유해 물질이 배인 옷, 카펫, 커튼 등 3차 흡연도 폐암 발생률을 높인다. 폐암이 진행되면 객혈이나 흉통, 호흡곤란이 생길 수 있다. 수술을 하거나 방사선, 항암제 치료를 할 수 있다.

간암, 음주를 조심하자

간암은 간 자체에서 생긴 암과 다른 장기의 암이 혈액이나 림프선을 타고 간으로 전이된 암으로 크게 나뉜다. 통상 간 암이라고 하면 간에서 일차적으로 발생한 원발성 암을 말 한다. 간암은 폐암에 이어 사망률이 높은 암이다.

심평원 자료에 따르면 간암은 50세 이상에서 약 92% 가 발생했다. 가장 많이 발생하는 연령대는 60~69세로 2만 7,041명이며 약 33.5%다. 특이한 점으로 남성이 여성보다 더 잘 발생하는데 술과 관련이 있을 것으로 추정된다.

간암으로 진료받은 환자 수는 2012년 6만 1,486명에 서 2019년 7만 6,487명으로 증가했다. 진료비는 같은 기간 3,877억 원에서 5,723억 원으로 늘었다. 2019년 기준으로 1인당 진료비는 비급여 비용을 제외하고 평균 748만 원 정 도다.

B형간염과 C형간염을 앓고 있다면 간암의 위험 요인으 로 봐야 한다. 간암 환자의 약 70~80%가 B형간염 바이러 스 감염자로 보고되고 있다. 또 B형간염 바이러스 보유자 는 정상인보다 간암 발생 위험도가 약 100배 이상 높다. 따 라서 이들 고위험군은 주기적인 초음파검사, 혈액검사 등 관리가 필요하다.

음주 역시 간암 발생의 주요 위험인자다. 세계보건기구는 1회 하루 평균 남성 40g(소주 5잔 정도), 여성 20g(소주 2.5잔 정도) 이상의 음주는 간 손상 위험을 증가시킨다고 밝히고 있다. 병적인 알코올 남용은 간경화가 될 가능성이 크고 간경화는 간암이 발생할 확률을 높인다. 특히 B형간염이나 C형간염과 같은 기저질환이 있는데 알코올을 많이 섭취하면 간암 발생률이 더 높아질 수밖에 없다.

예방법은 B형간염 예방접종을 잘 하는 것이다. 간경화 등 간경변이 있는 경우에는 주기적인 검진을 통해 간암을 조기에 발견하도록 노력해야 한다. 일찍 발견하면 수술을 통해 완치할 수 있다.

대장암, 식생활 변화가 예방법

대장은 소장보다 굵어서 크다는 의미로 대장으로 불리지만, 소장이 6미터가 넘는 것에 비해 대장은 1.5미터로 더 짧다. 대장은 보통 세균에 의해 분해된 가스로 차 있다. 우리가 흔히 말하는 방귀다. 음식물 분해에는 큰 역할을 하지 않지만 수분을 흡수하고 남은 음식물을 저장하고 배설하는 소화기관이다. 여기에 생기는 암이 대장암이다.

2019년 성별·연령별 간암 환자 수(단위: 명)

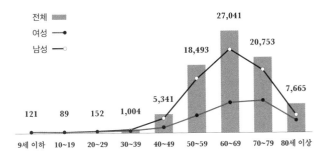

2019년 성별·연령별 대장암 환자 수(단위: 명)

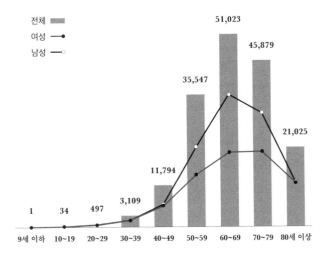

떨어져 있더라도 부모님 건강은 챙기자

대부분의 암이 그렇듯 대장암도 50세 이상에서 90% 이상 발생한다. 남성이 60%로 더 많고 여성은 40%였다. 연령별로는 60대가 가장 많다. 환자 수는 2012년 12만 9,959명에서 2019년 16만 2,030명으로 늘었다. 학계에서는 서구화된 식생활이 대장암 증가를 이끌고 있다고 보고 있다. 환자가 늘어남에 따라 진료비도 늘어났는데 2012년 4,990억 원에서 2019년 8,161억 원으로 증가했다. 2019년 기준 1인당 진료비는 급여 기준으로 504만 원이다.

대장암의 발병 위험 요인은 붉은 육류와 육가공품의 다량 섭취, 비만, 음주, 대장 선종[11] 등이다. 대장 선종을 적극적으로 제거하는 이유가 여기에 있다. 육가공품은 대장암 위험 요인으로 거론되지 않다가 비교적 최근에 등장했다. 붉은 육류 또는 가공육류 섭취가 대장암 위험도를 증가시키는 원인이라고 한다. 붉은색 고기라는 것은 쇠고기, 돼지고기, 양고기와 같이 붉고 어두운색의 고기를 뜻한다.

예방법은 식생활을 바꾸는 것이다. 동물성지질과 포화지방, 붉은 육류, 육가공품 섭취를 줄여야 한다. 비만이라면 이를 교정하려는 노력과 함께 적절한 운동을 하고 정기적으로 대장내시경검사를 받아야 한다.

예방주사가 효과적인 자궁경부암

자궁경부암은 자궁경부에 생기는 암이다. 사람유두종바이러스(이하 HPV)로 발생한다고 알려져 있다. 주요 증상으로는 질 출혈물, 분비물 증가가 있지만 증상을 스스로 알아내는 것이 쉽지는 않다.

자궁경부암은 50대 이상에서 발생률이 약 46%이며 가장 많이 발생하는 연령대는 40대다. 심평원에 따르면 2012년 5만 2,996명에서 2019년 6만 3,051명으로 연평균 2.5% 증가했고, 진료비는 801억 원에서 1,270억 원으로 증가했다. 2019년 기준으로 1인 평균 의료비는 비급여 지출을 제외하고 201만 원이다.

예방을 위해서는 자궁경부암 예방백신 접종이 가장 중요하다. 접종 연령대가 지난 성인이라면 안전한 성생활을 하는 것이 중요하다. 신뢰할 수 있는 한 사람의 파트너를 갖는 것이 필요하다. 또한 부모님 세대는 자궁경부암 검진을 성기적으로 받는 것이 좋다.

자궁경부암이라고 진단받을 경우 원추절제술과 같은 국소적인 치료를 할 수 있다면 가장 좋고, 필요하다면 자궁절제술이나 방사선치료를 할 수 있다. 더러는 항암 요법이 필요할 수도 있다.

2019년 연령별 자궁경부암 환자 수(단위: 명)

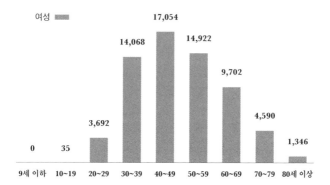

여성

	17,054
14,068	
	14,922
	9,702
3,692	4,590
	1,346
0 35	

9세 이하 10~19 20~29 30~39 40~49 50~59 60~69 70~79 80세 이상

2019년 연령별 자궁내막암 환자 수(단위: 명)

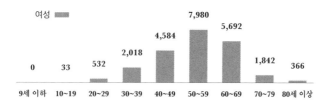

여성

	7,980
	5,692
4,584	
2,018	1,842
532	366
0 33	

9세 이하 10~19 20~29 30~39 40~49 50~59 60~69 70~79 80세 이상

알아채기 어려운 자궁내막암

자궁을 둘러싼 조직인 자궁내막에 암이 생기는 것을 자궁내막암이라고 부른다. 자궁내막암은 자궁체부암의 대부분을 차지한다. 가장 잘 생기는 연령은 50대 후반에서 60대 초반이다. 2019년 기준으로 50대 이상에서 발생 확률이 약 69%로 부모님 세대에 주의해야 할 암이라고 할 수 있다.

심평원에 따르면 자궁내막암으로 진료를 받은 환자 수는 2012년 1만 734명에서 2019년 2만 2,034명으로 연평균 10.8% 증가했다. 진료비는 252억 원에서 644억 원으로 늘었고 진료비 중 대다수는 입원해서 사용한 것으로 나타났다. 2019년 기준으로 1인당 진료 비용은 292만 원 정도다.

자궁내막암의 증상은 자궁경부암과 다르지 않다. 자궁출혈이 생기고 질 분비물이 늘어나는 경우가 대부분이다. 폐경이 오지 않았다면 단순히 생리 양이 많다고 느낄 수도 있고 복부, 골반, 다리 등에 압박감을 느끼기도 한다.

자궁내막암을 막는 특별한 예방법은 없다. 일반적으로 건강을 지키는 방법들이 그나마 도움이 된다. 규칙적으로 운동하고 과일, 채소를 충분히 섭취하는 것이 좋다. 비만과 흡연은 피하고 조기진단을 위해 정기적인 검진을 받자.

방광암의 예방법은 충분한 수분 섭취

방광암은 소변을 저장하는 방광에 생기는 암이다. 증상으로는 소변검사에서 검출되는 혈뇨가 가장 많다. 방광암이 진행된 상태라면 소변 배출이 어려워 빈뇨증이 생기기도 한다. 암의 일반적 증상인 체중감소도 있을 수 있다.

방광암도 다른 암과 마찬가지로 나이가 들수록 발생빈도가 증가한다. 심평원에 따르면 50세 이상에서 매우 많이 발생한다. 가장 많이 발생하는 나이대는 70대로 2019년 기준으로 1만 4,455명에게 발생했다.

방광암 환자는 2012년 2만 4,510명에서 2019년 4만 221명으로 연평균 7.3% 늘었다. 진료비는 같은 기간 541억 원에서 1,376억 원으로 14.3% 증가했다. 1인당 진료비는 342만 원 정도다. 방광암은 남성이 여성보다 4~5배 더 많은 것으로 관찰된다.

예방법은 충분한 수분 섭취다. 방광암을 일으키는 유발 물질을 되도록 빨리 배출하기 위해서다. 과일과 채소 등을 충분히 섭취하는 것과 조기진단을 위해 정기적으로 검진받는 일이 중요하다. 초기에는 내시경적인 절제를 통해 치료할 수 있다. 이미 진행된 상태에는 광범위한 방광 적출과 항암, 방사선 치료를 병행해야 할 수가 있다.

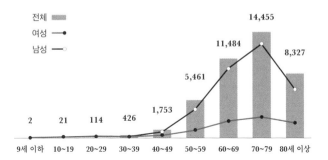

2019년 성별·연령별 방광암 환자 수(단위: 명)

전체 ▨
여성 ●
남성 ○

| 9세 이하 | 10~19 | 20~29 | 30~39 | 40~49 | 50~59 | 60~69 | 70~79 | 80세 이상 |

2 21 114 426 1,753 5,461 11,484 14,455 8,327

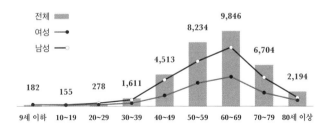

2019년 성별·연령별 신장암 환자 수(단위: 명)

전체 ▨
여성 ●
남성 ○

| 9세 이하 | 10~19 | 20~29 | 30~39 | 40~49 | 50~59 | 60~69 | 70~79 | 80세 이상 |

182 155 278 1,611 4,513 8,234 9,846 6,704 2,194

떨어져 있더라도 부모님 건강은 챙기자

신장암, 필터에 생기는 암

신장은 소변을 만드는 기관으로, 혈액을 거르는 필터와 비슷한 역할을 한다. 신장에서 필터 역할을 하는 세포가 모여 있는 부분을 실질이라고 하는데 여기에 생기는 암을 신장암이라고 부른다.

신장암도 50세 이상에서 약 80%가 발생해 연령과 발생 빈도가 비례함을 알 수 있다. 신장암 환자 수는 2012년 1만 9,350명에서 2019년 3만 2,502명으로 연평균 7.7% 증가했다. 같은 기간 진료비도 448억 원에서 837억 원으로 연평균 9.3% 늘었다. 1인당 치료 비용은 257만 원가량이었다. 성별로는 남성이 여성보다 2배 이상 많았다.

위험 요인으로는 흡연, 비만, 고혈압이 알려져 있다. 초기 증상은 거의 없으며 병이 진행되면 눈에 보이는 혈뇨나 옆구리 통증이 생길 수 있다. 더 심하면 복부에서 혹이 만져지기도 한다.

신장과 주변 조직을 광범위하게 절제하는 근치적 신적출술을 하는 것이 가장 근본적인 치료다. 하지만 병이 진행되어 다른 곳에 전이되었을 때는 신장을 적출하는 것뿐 아니라 항암 요법이나 방사선 요법도 병행할 수 있다.

남성에게 생기는 전립선암

전립선은 정액의 일부를 만드는 남성의 생식기관 중 하나다. 이 전립선에 악성종양이 생기는 것을 전립선암으로 부른다. 다른 암처럼 전립선암도 대부분 50세 이상 남성에게서 생긴다.

전립선암은 식생활이 서구화되는 것과 적극적인 검진으로 진단되는 환자 수가 늘고 있다. 2012년 4만 7,456명에서 2019년 9만 6,814명으로 늘었고, 진료비도 같은 기간 1,066억 원에서 2,556억 원으로 증가했다. 1인당 진료비는 비급여 비용을 제외하고 약 260만 원이다.

동물성지질 섭취를 줄이고 비만을 해결하면 예방할 수 있다. 남성 갱년기라는 이유로 처방 없이 남성호르몬을 투약하고 있다면 비뇨의학과 전문의와 상담이 필요하다. 정기적으로 검진하는 것도 완치에 중요하다. 치료는 완전한 절제 수술과 방사선치료가 유일하다. 전이가 있다면 호르몬치료 등 약제를 사용하는 경우가 있다.

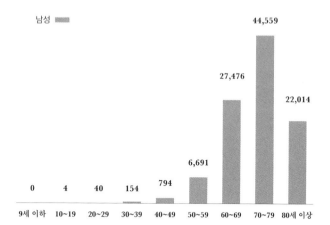

2019년 연령별 전립선암 환자 수(단위: 명)

남성

| 9세 이하 | 10~19 | 20~29 | 30~39 | 40~49 | 50~59 | 60~69 | 70~79 | 80세 이상 |
| 0 | 4 | 40 | 154 | 794 | 6,691 | 27,476 | 44,559 | 22,014 |

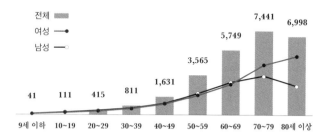

2019년 성별·연령별 피부암 환자 수(단위: 명)

전체
여성
남성

| 9세 이하 | 10~19 | 20~29 | 30~39 | 40~49 | 50~59 | 60~69 | 70~79 | 80세 이상 |
| 41 | 111 | 415 | 811 | 1,631 | 3,565 | 5,749 | 7,441 | 6,998 |

피부암, 자외선 노출을 피하자

피부암은 햇빛에 지나치게 노출되는 것이 원인이 되는 질환이다. 만약 부모님이 농촌에 사신다면 좀더 관심을 가져야 한다. 다른 암과 마찬가지로 나이가 들수록 증가하는 양상을 보이는데, 피부암을 진단받은 환자 약 89%가 50세 이상이었다.

자료에 따르면 2012년 1만 4,081명에서 2019년 2만 5,997명으로 연평균 9.2% 증가했다. 진료비는 같은 기간 232억 원에서 729억 원으로 연평균 17.8% 증가했다. 2019년 기준으로 1인당 연평균 진료비는 비급여 진료비를 제외하고 평균 280만 원이었다.

피부암을 예방하기 위해서는 자외선 노출을 줄여야 한다. 평소에 자외선차단제를 잘 바르는 것이 필요하다. 그와 함께 양산을 쓰거나 긴 옷을 입어 자외선 노출을 줄이는 것이 좋다.

피부암을 진단받으면 외과적으로 절제하거나 냉동치료를 하게 된다. 때로는 방사선치료를 하거나 국소적으로 항암화학치료를 하기도 한다.

8 2019년 11월 11일 자 〈연합뉴스〉에 실린 '한 해 암 진료비
9조 원 돌파… 전체 건보 진료비 11.6% 차지'라는 제목의
기사를 살펴보자. 2005년 9월 이후 2018년까지 암 중증
환자로 등록하고 생존 중인 사람은 217만 526명이라고 한다.
이 중에서 147만 7,252명이 2018년에 암으로 진료를
받았고 암 진료비로 총 9조 92억 원이 쓰였다고 했다.
또한 정부가 암으로 인한 사회적비용을 줄이기 위해 위암,
대장암, 간암, 유방암, 자궁경부암 등의 조기 발견에 힘쓰고
있지만 국가 검진을 이용하는 비율이 50% 안팎으로
저조하다고 지적하고 있다. 더 자세한 내용은 다음
링크를 참고하라. https://www.yna.co.kr/view/AKR20191108
151300017

---

9 국가암정보센터 홈페이지에서 우리나라 암 등록 환자에
대한 정보와 국가 암 통계, 암 환자 생활백서, 국가지원
프로그램 등을 확인할 수 있다. https://cancer.go.kr/lay1/
S1T639C640/contents.do

---

10 암의 발생빈도는 조사 시기에 따라 변할 수 있다.
1999년에는 위암이 20.7%였지만 2015년에는 13.6%였다.
그렇다고 위암 자체가 줄어든 것은 아니고 다른 암이
늘어나 상대적으로 작아 보일 수 있다.

---

11 대장 용종이 모두 대장암으로 발전하는 것은 아니다.
대장 용종은 암으로 발전할 가능성이 있는 종양성 용종과
암으로 발전할 수 없는 비종양성 용종으로 나뉘는데, 대장

선종은 종양성 용종이다. 대장 선종은 대장암의 전 단계로, 발견되면 반드시 제거해야 한다. https://terms.naver.com/entry.nhn?docId=2106543&cid=63166&categoryId=51016

노년에 하는 성형수술,

효도 선물로 딱?

: 노년 성형수술

성형수술에 대한 인식이 긍정적으로 바뀌고 있다. 자신이 어디를 고쳤는지 당당하게 말하는 시대다. 여론조사 기관인 한국 갤럽에서 보고한 성형수술에 대한 사회 인식 변화를 봐도 이런 흐름을 확인할 수 있다.[12]

갤럽이 같은 문항으로 1994년, 2004년, 2015년에 조사한 바에 따르면 외모에 신경 쓴다고 답변한 비율이 점차 늘고 있다. 세부적으로 보면 '남성이 취직을 위해 성형수술을 할 수 있다고 생각하는가'라는 질문에 '할 수도 있다'고 답한 비율이 각 48%, 66%, 65%였다. 또 '여성이 결혼을 위해 성형수술을 할 수 있다고 생각하는가?'에 긍정적으로 답변한 비율은 각 38%, 61%, 66%로 2004년부터 급상승한 것을 알 수 있다.

나이가 들어 생기는 주름이나 처지는 눈꺼풀을 성형하는 고령인구도 늘었다. 결혼식과 같은 큰 행사가 있으면 결혼하는 당사자보다 부모님이 성형을 원하는 경우도 많다. 더 나아가 아예 부모님 성형수술을 효도 상품처럼 취급하기도 한다.

대개 급격한 노화로 나빠진 인상을 바로잡기 바란다고 한다. 그러다 보니 주름이나 검버섯 등을 교정하는 수술이 주를 이룬다. 물론 평생 콤플렉스라고 생각했던 것을 교정하겠다고 나서는 이도 적지 않다.

검버섯에는 레이저시술

나이가 들면 깨끗했던 피부에 기미나 검버섯이 생기기도 한다. 야외 활동을 많이 한다면 자외선 때문에 더 심해질 수 있다. 이런 것을 피부색소 질환이라고 부른다. 노인들에 게 흔한 검버섯은 의학용어로 지루각화증이라고 하는데 주로 이마, 얼굴, 목 등 피지선이 발달한 부위에 생긴다.[13]

발생 원인에 대해서는 여러 가지 설이 있으나 정확하게 밝혀진 것은 없다. 의학적으로는 피부 양성종양으로 보며, 작게는 1mm부터 크게는 수 cm까지 커질 수 있다. 40대가 넘어가면 잘 생기는 편이다. 드물기는 하지만 악성종양일 수 도 있기에 의사에게 진단받는 것이 좋다.

액체질소를 이용해 냉동치료를 하거나 화학적박피술을 할 수도 있지만 최근에는 레이저시술을 많이 한다. 레이저 요법에 들어가는 비용은 정도에 따라 수만 원에서 수십만 원 이내다.

쁘띠성형의 대표, 보톡스와 필러

최근 쁘띠성형이라는 새로운 분야가 생겼다. 학문적인 분야는 아니고 마케팅적인 요소가 다분하다. 쁘띠Petti는 '작다'는 뜻의 프랑스 단어에서 유래했다고 하는데 뜻을 풀어보면 소규모 수술 정도가 되겠다. 즉 칼을 쓰지 않는 성형 시술을 쁘띠성형이라고 부른다. 대표적인 것이 보톡스와 필러 시술이다. 비용은 수십만 원 이내다.

흔히 보톡스라고 부르는 것은 엘러간이라는 제약회사에서 판매하는 상품명이다. 주성분은 보툴리눔톡신으로 클로스티리디움 보툴리눔Clostridium botulinum이 분비하는 단백질이다. 이 세균은 제대로 밀봉되지 않은 식품 캔에 주로 서식하며 신경을 마비시킨다. 이렇게 오염된 캔을 따서 먹으면 호흡 근육이 마비되어 숨을 쉬지 못해 죽음에 이른다. 이런 사고들을 통해 클로스티리디움 보툴리눔의 특징과 독소에 관한 지식을 습득하게 되었고 더 나아가 이를 의학적인 목적으로 사용하게 되었다.

보톡스의 원리를 알면 미용 효과가 어떻게 이루어지는지 이해할 수 있다. 보톡스를 피부에 주사하면 신경을 마비시켜 근육의 수축을 억제한다. 보통 피부밑의 작은 근육들이 수축하면 주름이 생기기 때문에 주름을 없애는 효과가 있다. 주사를 맞으면 짧게는 3개월에서 길게는 6개월까지 효과가 지속된다.

사각턱을 교정하거나 종아리 라인을 보기 좋게 만들기

위해 사용하기도 한다. 원리는 같다. 흔히 씹기 위한 턱 근육이 지나치게 발달하면 사각턱이라고 말한다. 여기에 주사를 놓으면 턱 근육을 마비시키게 되고 근육이 다소 줄어들어 보인다. 종아리도 마찬가지로 도드라져 보이는 근육을 마비시켜 라인을 매끈하게 만들어주는 것이다.

부작용도 짐작하기 쉽다. 얼굴 근육이 마비되다 보니 표정을 제대로 짓지 못하거나 음식을 씹을 때 힘을 제대로 주지 못할 수 있다. 종아리에 주사를 맞은 경우에는 걸을 때 문제가 생길 수도 있다. 다행히 이런 부작용은 시간이 지나면 저절로 줄어든다.

참고로 보톡스를 미용 목적으로만 사용하는 것은 아니다. 과민성방광 치료에도 보톡스를 사용한다. 땀이 많이 나는 다한증의 치료에 사용되기도 한다. 원리를 생각해보면 이해할 수 있다. 다한증은 교감신경이 흥분했을 때 국소적인 부위에 땀이 많이 생기는 것이다. 더 정확히는 교감신경 끝에서 아세틸콜린이라는 신경전달물질이 나와 땀이 나오게 만든다. 보톡스는 신경을 마비시키니 아세틸콜린 분비가 되지 않아 결과적으로 땀이 나오지 않게 한다. 여느 부위와 마찬가지로 3~4개월 후에는 원래대로 돌아온다.

필러는 주사 제형으로 콧대나 납작한 이마 등을 교정하기 위해 사용한다. 주성분은 콜라겐, 히알루론산, 칼슘,

PCLPoly-caprolactone 등으로 다양하다.

　필러는 성분에 따라 효과가 다르게 나타나기 때문에 시술하는 의사와 상의 후 결정해야 한다. 필러의 효과는 대부분 영구적이지 않지만 제거가 쉽지 않은 필러도 있으므로 신중히 판단해야 한다.[14] 또 생체 조직이 죽어버리는 부작용도 드물게 있다는 것을 명심해야 한다.

피부 리프팅, 의사와 상담하는 것이 중요

피부 리프팅은 보톡스와 필러보다는 조금 더 비용이 드는 수술이다. 피부 리프팅이란 말 그대로 피부를 당겨 올리는 수술이다. 나이가 들면서 탄력을 잃고 주름이 생기는 피부를 예전으로 되돌릴 수 있기에 많은 관심을 끌고 있다.

　국소마취를 통해 시술하기도 하지만 수술하는 방법에 따라서 전신마취를 하는 경우도 있다. 수술 방법으로는 실 리프팅과 초음파 리프팅이 대표적이다. 전신마취를 통해 피부 근막층까지 당기는 안면거상술을 하기도 한다. 간편한 방법일수록 비용이 저렴하다.

　쁘띠성형보다 부작용이 클 수 있기 때문에 시술하는 의사와의 상담이 매우 중요하다. 수술에 한해서 좋은 의사란

수술을 잘하는 의사고, 잘하기 위해서는 수술 건수가 충분히 많아야 한다. 덤핑이나 할인의 유혹에 쉽게 넘어가서는 안 된다.

지방흡인술과 지방이식술

지방흡인술liposuction은 몸에 있는 지방을 빼내는 수술이다. 더 정확히는 피부밑의 지방을 빼내는 수술의 한 방법이다. 안타깝게도 성인병과 밀접한 관계가 있는 내장지방을 없애주지는 못한다.

지방흡인술에도 종류가 있다. 일반적으로 알려진 음압 지방흡인술은 음압을 발생시켜 캐뉼러cannula를 통해 지방을 흡입하는 방법이다. 지방이 쉽게 떨어져 나오도록 캐뉼러가 모터에 의해 자동으로 움직이는 동력지방흡인술도 많이 쓰인다. 더러는 초음파를 통해 지방을 녹여서 흡입하기도 한다. 비용은 부위와 정도에 따라 다르지만 복부에서 지방 2,000cc 정도를 제거한다고 하면 200만 원에서 300만 원 정도 든다.

이와 반대로 지방을 이식하는 것이 지방이식술이다. 어르신들은 지방흡인술보다 지방이식술에 더 관심이 많다.

나이 들면서 볼살이 빠지면 더 늙어 보이기 때문이다. 때로는 이마 등에 지방을 삽입하기도 한다.

지방이식술은 자신의 지방을 복부나 허벅지에서 떼어내 원하는 부위에 다시 삽입하는 것이니 필러와 거의 같은 역할을 한다고 볼 수 있다. 자신의 몸에서 얻은 지방이니 몸에서 거부반응을 일으킬 가능성이 매우 낮다. 얼굴 자가지방이식은 최저 90만 원에서 최고 350만 원 정도다.[15]

하지만 단점도 있다. 수술 후 얼마 지나지 않았는데 이식한 지방이 거의 다 흡수되어 원하는 모양이 유지되지 않을 수 있다. 때로는 이식한 지방이 딱딱하게 굳어 모양이 이상해지거나 얼굴이 비대칭으로 보일 수도 있다. 그러므로 경험이 많은 의사에게 반드시 자세한 상담을 받아야 한다.

안검 성형술과 눈밑 지방 재배치

흔히 '쌍수'라고 부르는 쌍꺼풀 수술은 의학적으로 안검 성형술이라고 부른다. 미용 목적으로 많이 하지만 나이가 들어 쌍꺼풀이 심하게 처진 경우에는 치료 목적으로 수술하기도 한다. 이렇게 쌍꺼풀이 처지는 증상을 안검의 피부이완증이라고 한다.

건강보험의 급여 기준은 상당히 까다롭다. 노화 과정에서 생기는 퇴행성 안검하수증과 안검의 피부이완증은 일상생활에 지장을 초래하는 시야 장애가 있을 때만 급여 대상이다. 정면 사진을 찍었을 때 눈꺼풀이 동공을 침범해야 보험 적용을 해주는데, 이럴 정도가 되기란 쉽지 않기에 대부분 비급여 수술이라고 봐야 한다. 급여가 되면 대략 40만 원에 할 수 있으나 비급여는 병원마다 가격이 다르다. 150만 원에서 200만 원 정도 한다고 보면 된다.

안검 성형과 눈밑 지방 재배치 수술을 함께 하는 경우도 있다. 눈밑 지방 재배치나 눈밑 지방이식은 수술하는 의사와 상의해서 진행 여부를 결정하는 것이 좋다. 필러 등의 재료를 사용하지 않는다면 비용을 약간 추가하는 정도로 수술할 수 있다.

12 한국 갤럽이 1994년, 2004년, 2015년 실시하고 비교한 '외모와 성형수술에 대한 인식 조사' 내용은 웹페이지에서도 확인할 수 있다. https://www.gallup.co.kr/gallupdb/reportContent. asp?seqNo=656

---

13 지루각화증은 흔한 피부 양성종양으로 색소를 띠고 있다. 일부에서는 소양감이 있기도 하며 색상의 정도는 다양하지만 보통 진하게 나타난다고 한다. 더 자세한 내용은 다음 링크를 참고하라. https://www.derma.or.kr/guest/2/2_2. php?uid=591&mod=document

---

14 네이버 건강백과에 올라온 삼성서울병원 건강칼럼 '노인성형' 편을 보면 필러 지속 시간은 9개월에서 3년 정도라고 한다. 최근에는 더 장시간 지속되는 필러도 나왔기 때문에 정확한 내용은 시술하는 의사와 상담해야 알 수 있다. https://terms.naver.com/entry.nhn?docId=2109042&cid=63166&categor yId=51019#TABLE_OF_CONTENT3

---

15 2013년 6월 13일 자 〈컨슈머치〉 기사는 얼굴자가지방이식 비용이 최저 90만 원에서 최고 350만 원이라고 보도했다. 기사를 쓴 손여명 기자가 직접 병원들을 방문해 같은 시술을 요구했을 때 제시한 비용이라고 한다. 성형수술은 숙련도가 중요하기 때문에 비용만 보고 의료기관을 선택하면 안 된다. http://www.consumuch.com/news/articleView.html?idxno=8510

부모님이 받는 국가건강검진,
충분한 것일까?

: 국가건강검진과 VIP 검진

건강검진은 '항상 정상으로 나오는데 굳이 받아야 하나?'라는 생각에 중요성이 간과되기도 한다. 하지만 정기적인 건강검진은 건강을 지키는 데 너무나도 중요하다.

건강검진은 질병을 조기에 진단해 치료할 기회를 만들어준다. 개인에게만 해당하는 장점이 아니다. 거시적으로 본다면 우리 사회에도 긍정적인 영향을 준다. 경제 활동을 하던 사람이 아파서 일을 못 한다고 가정해보자. 그가 일하지 못함으로써 직장도 손해를 보는 것이고, 이는 기업활동의 위축으로 이어진다. 더 나아가 정부도 손해다. 그러니 국가가 비용을 대면서 '국가건강검진'을 실시하는 것이다.

건강검진의 역할은 의학적으로도 매우 중요하다. 아무리 의학이 발달했다고 하더라도 진행된 암을 완치시키기는 일은 여전히 쉽지 않다. 가장 좋은 방법은 초기에 발견해서 완전히 절제해 완치시키는 것이다. 모든 질환은 초기에 발견하고 치료해야 결과가 좋다.

'공짜'인 국가건강검진 vs '비싼' 종합검진

그렇다면 국가건강검진과 민간 병원에서 실시하는 건강검진은 어떤 차이가 있을까? 내 주머니에서 돈이 나가는 검사는 민간 병원에서 실시하는 것이고, 국가건강검진은 국가가 비용을 내는 것이다. 국민건강보험공단은 건강보험 가입자의 건강을 유지, 증진하고 경제적 손실을 최소화하며 장기적으로 보험 급여비의 지출을 줄이고자 건강검진을 시작했다고 밝히고 있다.[16]

국가건강검진이 세금으로 진행되다 보니 비용 대비 효용성이 확실히 입증된 방법을 선호하는 편이다. 가슴 엑스레이검사는 고혈압이 진행되면 심장이 확대되어 보이고, 폐렴이나 폐암이 진행되었는지 여부도 알려주는 등 다양한 정보를 준다. 혈액검사도 마찬가지다. 간이 제대로 작동하는지, 혈소판 수치는 정상인지, 적혈구 수치를 확인해 빈혈은 없는지도 한 번에 알 수 있다. 혈압과 혈당 체크를 통해 고혈압과 당뇨도 조기진단을 할 수 있다.

만 40세 이상이 되면 국가암검진도 함께 진행된다. 2년에 한 번씩 위내시경검사와 유방 엑스레이를 시행해 위암과 유방암에 대비한다. 만 50세 이상에서는 대장암을 진단하기 위해 대장내시경검사도 시행한다. 또 자궁경부암 확인을 위해 모든 성인 여성을 대상으로 2년마다 자궁경부에서 세포를 채취한다. 2019년부터는 폐암 고위험군인 흡연자 일부에 국한해 저선량 흉부 CT도 시행하고 있다.[17]

국가건강검진에 대해 일부 학자들은 비판적인 시각을

가지고 있다. 이들이 비판하는 부분은 각기 다르다. 그중 하나는 국가가 나서 저선량 흉부 CT를 하는 점에 대한 비판이다. 과잉진단예방연구회에서는 보건복지부에서 주장하는 폐암 검진 효과가 입증되지 않았다고 주장하고 있다. 암 검진의 효과와 안전성은 대규모 무작위 비교 연구만으로 할 수 있는데 시범 사업은 그렇게 진행되지 않았다는 것이다.[18] 이대로 진행할 경우 가짜 암 환자, 다시 말해 암이 아닌데 암으로 진단되는 일이 생겨 도리어 환자에게 피해를 줄 수 있다고 주장한다.

또 다른 비판으로는 이미 치료를 받고 있는 고혈압환자나 당뇨환자들을 불필요하게 검사한다는 지적이다. 또한 폐결핵, 만성 간질환, 만성 신질환, 치매 등은 미국이나 유럽 등에서는 하지도 않는 불필요한 검사인데 우리만 하고 있다며 비판한다. 이로 인해 낭비하는 예산이 수백억 원을 넘는다고 한다.[19]

다른 측면에서 비판하는 의사들도 있다. 국가 검진이 민간건강검진의 영역을 넘본다는 것이다. 예를 들면 폐암 조기진단을 위해 하는 저선량 흉부 CT는 민간 검진 영역에서 수년 전부터 하고 있었는데, 국가 검진에서 이 영역까지 넘본다는 비판이다.

국가에서 하는 건강검진이라면 적어도 과잉 진단 논란

은 없어야 한다는 시각을 가지고 비판한다고 볼 수 있다. 국가건강검진이 우리 세금과 다름없는 건강보험료로 진행된다는 사실을 생각하면 충분히 이해되는 부분이다.

그러나 의학적인 차원이 아닌 복지 차원에서 보면 정부의 입장도 이해할 수 있다. 돈이 없다고 민간 검진을 받지 못하면 상당히 서러울 것이다. 실제로 공단 홈페이지를 보면 많은 시민이 '검사 항목을 늘려달라'거나 '왜 고위험군만 저선량 흉부 CT가 허용되느냐'고 한다. 이를 보면 정부는 서민들의 서러움을 달래주는 것일 수도 있다. 그러나 의료와 복지가 혼재되어 있다는 비판은 피할 수 없다.

국가 검진과는 달리 민간 병·의원에서 시행하는 건강검진은 상당히 다양한 비용으로 원하는 검사를 추가하고 뺄 수 있다. 오해하지 말아야 할 점은, 민간 병원에서 시행한다고 모두 민간건강검진은 아니라는 사실이다. 민간 병원에서도 국가건강검진을 시행한다. 하지만 이와 별개로 건강검진을 추가로 받을 수 있도록 구성한 것을 이 책에서는 민간건강검진이라 칭하겠다. 실제로는 국가건강검진을 기본으로 하고 비용을 조금 더하는 수준으로 검사하는 곳이 많다.

하지만 대규모 건강검진센터를 가진 종합병원에는 VIP 건강검진이라 부르는 고가의 검진 상품이 따로 존재한다. 민간 병원에서 이런 고가의 건강검진을 만든 것도 비판의

여지가 있다. 하지만 국가기관도 아니고 민간기관이 각 개인에게 돈을 받아서 검사해주는 것이기에 하지 말라고 할 수는 없다. 어쨌든 검사를 통해 질병을 조기에 발견할 수도 있다.

민간건강검진이 활성화된 것은 우리나라만의 특징이다. 우리나라 병원은 다른 국가의 병원과는 달리 비싼 영상의학 장비를 많이 갖고 있다. 그러다 보니 이 장비들을 이용해 건강검진을 활발히 하는 것이다. 2010년 기준으로 우리나라 인구 100만 명당 CT는 35.3개로 OECD 평균인 19.5개보다 1.8배 많다. MRI도 100만 명당 19.9개로 OECD 평균 12개에 비해 1.7배 많은 현실이다.[20] 우리나라는 비교적 의료의 가격(수가)이 낮아 비급여인 건강검진을 통해 수익을 올리는 측면도 크다. 이런 고가의 검사 장비를 이용하는 건강검진은 전 세계에서 우리나라가 독보적이다.[21]

이런 상황이다 보니 국가가 운영하는 서울대병원이나 국립암센터, 심지어 건강보험공단이 운영하는 일산공단병원에서도 이런 검진 상품을 다룬다. 이를 두고 많은 의사와 시민이 비판했지만 변화를 이끌어내지는 못했다.[22]

이들 민간 검진에서는 뇌혈관 정밀 검진, 심혈관 정밀 검진, 유전자질환 검사 등을 시행한다. 요즘에는 혈관에 바늘을 꽂지 않아도 CT나 MRI를 이용해 심뇌혈관을 자세히 볼 수 있다. 뇌혈관을 보기 위해서는 MRI의 한 종류인 MRAmagnetic resonance angiography(자기공명혈관조영술) 검사를 시행하고, 심장혈관을 보기 위해서는 심혈관 CT를 찍는다. 가격은 각각 수십만 원 정도 한다. 여러 가지를 패키지로 선택하면 일정 부분 할인해주기도 한다. 많은 병원이 경쟁하다 보니 단체를 대상으로 하는 가격 할인도 적지 않게 있다.

하지만 이런 민간 검진은 과잉 진단이라는 비판에서 벗어날 수 없다. 거의 모든 암을 조기 검진할 수 있다고 알려진 양성자단층촬영(이하 PET-CT)의 경우가 대표적이다. PET-CT는 본래 다른 부분으로 암이 전이되지 않았는지 확인하는 용도다. 그런데 이런 장비를 검진 목적으로 사용하는 상태다.[23]

초음파 등의 기본적인 장비로 암을 놓칠 때는 PET-CT가 유용할 수 있다고 하지만 그 빈도가 너무 낮다. 또 몰랐다면 행복했을 사소한 질병까지 진단해 당혹스럽게 만드는 측면도 있다. 그러나 혜택을 받은 아주 일부의 사람을 무시할 수도 없는 노릇이다. 그러다 보니 중립적으로 '개인적인 이득'은 있다고 말하고 싶다.

무엇이 효도 선물로 좋을까

정답이 있다면 단순하겠지만 그렇지 않다. 여러 상황을 종합적으로 살필 필요가 있다. 경제적 여유가 있다면 민간 검진을 추천한다. 다만 검진을 실시하는 의료기관의 수준이 다양하기 때문에 꼼꼼하게 살펴보아야 한다.

무엇보다 상담이 무척 중요하다. 올해 받은 검사 결과만 설명하는 것이 아니라 이전과 비교해 잘 설명해주는 곳을 찾아야 한다. 또 이상이 있을 때 체계적으로 관리받을 수 있도록 후속 관리까지 잘 연계되는 곳이어야 한다. 대부분의 종합병원에 이런 체계가 잘 마련되어 있다.

한 가지 더 챙긴다고 한다면 '검사 장비의 질'을 알아보자. 앞서 설명했듯 우리나라 검진은 영상의학 장비를 많이 사용하기 때문에 할 수 있다면 장비의 연식을 확인하는 것이 좋다. CT 장비는 출시된 지 오래된 장비일수록 방사선피폭량이 많다. 시간이 지나면서 많아진다는 의미가 아니고 애초에 만들어지기를 그렇게 만들어졌다고 봐야 한다. 그에 비해 최신 장비는 방사선피폭량이 적다. 이제는 상식이지만 피폭량이 많아지면 건강한 사람도 암 발생 확률이 높아진다. 혹을 떼러다가 붙일 수도 있는 셈이다.

MRI도 연식이 중요하다. 최신 장비일수록 더 고해상도의 영상을 얻을 수 있다. 검사 결과 이상이 발견되어 다른 병원으로 옮겼을 때 영상 검사의 해상도가 낮아 다시 촬영해야 한다는 이야기를 들을 수도 있다.

무조건 풀패키지로 선택하는 것은 지양하자. 부모님 연령에 따라 심장이나 혈관 검사에 초점을 맞추는 것이 현명하다. 나이가 들면 심혈관계에 문제가 발생할 가능성이 더 높기 때문이다. 국가 검진 항목에 들어가 있는 항목의 빈도를 높이는 것도 좋다. 위내시경은 2년마다 검사하지만 매년 정기적으로 하면 더 초기에 발견할 수 있다. 고위험군이 아니라 국가건강검진에서 받지 못하는 항목, 예를 들어 복부초음파(간초음파)나 저선량 흉부 CT를 추가하는 것도 좋은 선택이다.

경제적으로 여유가 되지 않아도 너무 실망할 필요는 없다. 우리나라 국가건강검진도 매우 훌륭하다. 오히려 수검률이 높지 않아서 문제다. 보건복지부에 따르면 국가암검진 수검률은 2018년 35.7%에서 다소 상승한 2019년 36.1% 수준이다. 무료로 검사를 해주는데도 많은 어르신이 여전히 검사를 받지 않고 있다. 따라서 부모님이 국가암검진을 언제 어디서 받는지, 결과가 어떤지를 챙기는 것만으로도 굉장히 큰 효도이고 더 나아가 애국인 셈이다.

16 국민건강보험 홈페이지에 들어가면 건강검진 제도에
대한 자세한 내용을 볼 수 있다. 건강검진은 1980년에
시작되었으며 2000년부터 특정 암 검사가 실시되었다.
https://www.nhis.or.kr/menu/retriveMenuSet.xx?menuId=B2271

17 보건복지부는 2019년부터 국가암검진에서 폐암 조기
발견을 위해 저선량 흉부 CT를 시행하고 있다. 지난 2년간
시범 사업을 해보니 고위험군에 한해서 폐암 조기 발견의
효과가 입증되었다는 것이다. 폐암은 흉부 엑스레이에서
미리 발견하기 어려워 5년생존율이 낮았는데 저선량 흉부
CT는 조기 발견이 가능해 생존율을 높일 수 있다고 한다.
폐암 시범 검진을 통해 1만 3,345명이 검사를 받았고 이 중
69명이 폐암을 진단받았다고 한다. 일반적인 폐암 발견율인
20.7%의 3배 수준이라서 효용성이 입증되었다는 것이
보건복지부의 주장이다. https://www.mohw.go.kr/react/al/
sal0301vw.jsp?PAR_MENU_ID=04&MENU_ID=0403&CONT_
SEQ=347064

18 〈메디칼 업저버〉 2019년 7월 9일 자 기사를 보면 이런
논란에 대해 잘 정리되어 있다. 과잉진단예방연구회는
저선량 흉부 CT가 거짓 양성을 양산할 뿐 아니라 세금을
낭비하게 만든다고 지적한다. http://www.monews.co.kr/news/
articleView.html?idxno=203604

19 〈메디칼타임즈〉 2019년 3월 28일 자 기사에 국가건강검진에
대한 학자들의 비판이 실렸다. 의학한림원의 학술대회에

참가한 대학교수들은 불필요한 검사 때문에 비용이
낭비되고 건강한 수검자들에게 해만 끼치고 있다고
주장했다. https://www.medicaltimes.com/Users/News/NewsView.
html?ID=1125399

---

20 2012년 한국보건사회연구원에서 발간한 〈OECD
보건통계로 본 한국의 보건의료 위상과 성과 및 함의〉에서는
보건의료시설과 장비들을 국가별로 비교했다. 우리나라는
건강보험 수가가 낮다 보니 새로운 장비 도입이 활발할
수밖에 없다. 대부분의 병원은 이 장비들을 활용해 비급여
검사를 하고 있다. 시간이 지나면서 보험이 되지 않던 비급여
항목들에 보험이 적용되면 또 새로운 장비를 도입하는
식으로 운영되고 있다. CT가 도입된 후 MRI를 경쟁적으로
도입했던 이유가 여기에 있다. 의도치 않았지만 이런 상황에
건강검진의 필요성이 맞물린 측면도 있다. https://www.kihasa.
re.kr/web/publication/research/view.do?menuId=45&tid=71&bid=12&
division=001&ano=1515

---

21 2011년 〈대한의사협회지〉에는 서울대학교 조비룡 교수가
쓴 '우리나라 국가검진체계의 실상'이라는 글이 게재되었다.
조비룡 교수는 '다수의 대형 민간검진기관이 경쟁적으로
검진 역량을 확장하고 있어 우리나라는 건강검진에서
세계적으로 독보적인 위치에 있다'고 밝힌다. 하지만
검진 후 관리 체계가 미비하고, 검진 기관에 대한 평가와
질 관리가 문제가 된다고 주장하고 있다. 해당 논문은
온라인에서 확인할 수 있다. https://synapse.koreamed.org/

pdf/10.5124/jkma.2011.54.7.666

22 〈데일리메디〉의 2006년 10월 12일 자 기사를 보면
서울대병원이나 국립암센터, 일산공단병원 등이
건강검진센터를 통해 상업적 이득을 취한다고 비판하고
있다. 저렴한 비용으로 건강검진 수검률을 높여야
할 공립 병원이 자신들의 역할에는 소홀하고 돈 있는
환자들만 보려고 한다는 것이다. 이들 병원 외에 지방에
있는 국공립대학 병원들도 고가의 건강검진 수익에만
매달리고 있다고 비판했다. https://dailymedi.com/detail.
php?number=673224&thread=22r02

23 〈매일경제〉의 2013년 9월 7일 자 기사 '[건강검진을
검진한다] 문제투성이 건강검진'은 PET-CT가 과잉
진단이라고 주장한다. 한 의료기관에서 PET-CT를
시행한 결과 기본적인 검진 수단인 초음파에서 밝혀지지
않은 종양이 1,000여 명 중 단 7명에서 존재했다고 한다.
적지 않은 숫자라고 할 수 있다. 그러나 대부분 갑상선
종양(6건)이었고 신장의 양성종양(1건)이었다고 한다.
https://www.mk.co.kr/news/economy/view/2013/09/818950/

건강검진표 이해하기

건강검진 후 며칠이 지나면 평가보고서를 받는다. 보통 종
합소견만 읽고 그 지시에 따르는데, 때로 종합소견 뒤에 담
긴 내용 중 알아야 하는데 언급에 빠진 것은 없는지 궁금
할 수 있다. 그 내용을 모두 설명하기는 어렵기 때문에 중요
한 것만 짚으려 한다.

혈압 상승 소견

고혈압 진단을 받지 않았는데 혈압이 높다고 나오는 경우
가 가끔 있다. 평소 혈압을 측정하곤 했는데 문제가 없었
다면 대개 일시적인 혈압 상승이다. 병원에서 혈압을 측
정할 때 자주 생기는 문제다. 이를 '백의 고혈압White Coat
Hypertension'이라 한다. 병원에서 의사나 의료인이 혈압 측정
할 때만 혈압이 높게 나타나는 현상을 뜻한다.

심장 수축에 의해 혈액이 혈관을 흐르도록 하는 것은
정상이다. 이때 혈관에 가해지는 압력을 혈압이라고 한다.
정상적인 혈관은 탄성이 있어서 심장이 수축할 때 잘 늘어

종합 소견

성   명
등 록 번 호
건진프로그램
건   진   일

건진 결과 의학적으로 의미가 있다고 판단되는 문제점과
이에 대한 참고 사항을 다음과 같이 알려 드립니다.

진료와 경과 관찰이 필요합니다.

신체 측정
- 혈압이 다소 높습니다. 재측정하시고
  지속적으로 높을 시 내과 치료를
  받으십시오.

위/대장
- 위조직 검사상 헬리코박터균 양성입니다.
  제균 치료는 위암과 소화성궤양 예방에
  도움이 되며, 기능성 소화불량증에서
  증상 개선에 도움이 됩니다.
  제균 치료의 보험 대상자는 아니지만
  치료를 원하시면 본인 부담으로
  치료할 수 있습니다. 치료를 원하시면
  소화기내과 또는 건진 소화기내과에서
  진료받으십시오.

소화기내과

나고 이완될 때 수축된다. 그런데 혈관이 탄성을 잃어서 혈압이 높아지는 것을 고혈압이라고 한다. 보통 원인 질환이 발견되지 않으면서 고혈압인 것을 두고 일차성 고혈압 또는 본태성 고혈압이라 한다. 고혈압의 90~95%가 여기에 해당한다.

더러는 혈압 측정을 제대로 하지 않아 혈압이 높게 나오는 경우도 있다. 정확한 혈압 측정을 위해서는 최소 5분간 안정을 취한 뒤 측정해야 하고, 측정 30분 전부터는 흡연이나 카페인 섭취를 피해야 한다.

혈압을 잘 관리하려면 평소 가정에서 혈압을 자주 확인해보는 것이 좋다. 수동혈압계는 측정 방법이 쉽지 않기 때문에 보통 자동혈압계를 권한다. 손가락이나 손목에서 측정하는 기계도 있지만 정확도가 떨어지니 팔에서 측정하는 기계를 선택하자. 가격은 10만 원가량이다. 가정에서 측정할 때마다 혈압이 꾸준히 높게 나온다면 의사와 상담해야 한다.

헬리코박터균 양성

내시경 검사 결과 헬리코박터균 양성으로 나오는 경우가 있다. 헬리코박터균 양성이란 헬리코박터 파이로리Helicobacter pylori가 위에서 살고 있다는 의미로, 이 세균은 위점막층과 점액 사이에서 살 수 있다. 우리나라 사람 70~80%가 감염되어 있다는 연구 조사도 있다.

헬리코박터균이 아무런 문제도 일으키지 않으면 좋겠으나, 그렇지는 않다. 연구에 따르면 위염, 위궤양뿐 아니라 더 나아가 위암의 위험인자로 역할을 한다. 세계보건기구 WHO는 1994년에 헬리코박터를 1급 발암물질로 규정했다. 여러 연구에서 헬리코박터균이 있으면 위암 발생 가능성이 약 3.8배 높아진다고 한다. 그러므로 헬리코박터균 양성이라는 결과가 나오면 균을 죽이는 '제균 치료'를 한다.

학계에서는 제균 치료와 같은 적극적인 관리를 하자는 목소리와 지켜보자는 목소리가 둘 다 존재한다. 주류는 적극적으로 치료하자는 쪽이다. 그래서 기준만 충족되면 국민건강보험도 적용된다.

하지만 기준을 충족하지 않더라도 제균 치료를 하는 것이 좋다고 여러 소화기내과 전문의가 이야기하고 있다. 건강보험이 적용되지 않는 제균요법은 보통 10만 원쯤 한다. 건강보험이 적용되면 2만 원가량이다. 경제적으로 부담되지 않는다면 제균 치료를 받자.

참고로 유산균으로 헬리코박터균을 죽일 수 있는 것처

럼 호도하는 광고가 있다. 유산균이 헬리코박터균을 죽이는 효과는 위약과 차이가 거의 없다. 다만 위장관 건강에 도움을 줘서 항생제 치료(제균요법)를 할 때 부작용을 줄여줄 가능성은 있다.

지방간과 간 기능 수치 상승

종합소견서에 지방간이니 운동과 식이요법을 하라고 적혀 있는 경우가 있다. 지방간이란 간에 지방이 쌓이는 것을 뜻한다. 원칙적으로는 조직검사를 통해 현미경으로 지방 침착을 확인 뒤 진단할 수 있다. 초음파에서 지방은 하얗게 보이기 때문에 요즘은 초음파로 진단명을 붙인다. 단순한 지방간은 간에 손상을 주지 않는다. 따라서 너무 염려할 필요는 없다.

다만 원인이 되는 생활 습관을 교정하는 노력은 필요하다. 특히 성인 대부분에게 음주가 지방간을 부르는 큰 원인이다. 절주하는 습관을 길러야 한다. 과음이 이어지면 알코올에 의한 간 손상이 지속되어 알코올성 간경변을 일으킬 수 있다. 의학적으로는 지방간이 간경변을 유발하지는 않는다고 보고 있다. 하지만 유발 원인이 같기 때문에 생활

습관 교정이 필요하다.

간혹 술을 마시지 않지만 비만이면 지방간이 생길 수 있다. 이를 비알코올성 지방간으로 부른다. 이 경우는 지방이 침착된 간세포가 파괴해, 간경변으로 진행할 수 있다. 근본적인 치료는 운동과 식이조절을 통한 체중 조절이다.

간 기능 검사 결과가 이상이 있는 경우도 있다. 혈액 검사에서 AST aspartate aminotransferase 또는 ALT alanine aminotransferase 수치가 높게 나오는 경우다. 이들은 간세포에 존재하는 효소인데, 간이 손상되면 세포가 깨지면서 혈액에 나오게 된다. 갑자기 이 수치가 비정상적으로 올라간 경우에는 급성 간세포 손상으로 생각할 수 있다. 하지만 이 효소는 간세포 외에 심장, 근육, 신장 등에도 있기 때문에 의사가 종합적으로 판단하는 것이 중요하다. 때로는 비만으로 인한 비알코올성 지방간일 때 만성적으로 높아진 경우도 있다. 이 또한 생활 습관 교정이 중요하다.

A형간염, B형간염 항체 양성? C형간염 항체 음성?

A형간염 바이러스와 B형간염 바이러스에 대해서는 앞서 설명했듯 예방접종이 가능하다. 따라서 예방접종으로 항체

가 형성되도록 해야 한다. 때로는 예방접종을 했는데도 항체가 생기지 않아 예방접종을 추가하기도 한다.

그런데 C형간염 바이러스는 치료제는 개발되었지만 예방할 수 있는 백신은 개발되지 않았다. 따라서 C형간염 바이러스에 항체가 생겼다는 것은 '감염'되었다는 이야기다. 만약 C형간염 바이러스의 항체가 '양성'이라면 C형간염을 현재 앓고 있는 것인지 확인해봐야 한다. 따라서 좋은 의미가 아니다. 이렇듯 의학에서는 같은 단어를 써도 의미가 다른 경우가 있기 때문에 주의해야 한다.

전립선 석회화?

남성은 여성과 다르게 전립선이라는 조직이 방광 바로 아래에 있다. 전립선이 커지면 소변을 시원하게 보지 못한다. 전립선비대증이 여기에 해당한다. 전립선암도 비슷한 증상이 발생할 수 있지만 그리 흔하지는 않다. 배뇨가 문제가 있어서 병원에 갔더니 전립선비대증이 아니라 암으로 진단받았다는 사람도 간혹 있다.

배뇨 장애가 있는 경우 전립선 초음파를 하면 이따금 석회(돌)가 보인다고 보고하기도 한다. 보통 전립선 석회화는 걱정하지 않아도 된다. 전립선 결석이라고도 부르는 석회화는 전립선 분비물이 굳어지거나 전립선염 때문에 생기기도 한다. 전립선 석회화의 원인은 잘 알려지지 않았지만 대개 증상을 일으키지 않아 지켜보는 경우가 대부분이다. 건강검진에서 발견된 전립선 석회화는 더욱 그렇다. 만약에 배뇨 증상과 동반된다면 비뇨의학과 전문의에게 상담을 받아야 한다.

혈중 비타민D 부족?

혈액검사에서 비타민D 부족이라고 나오는 경우가 있다. 혈중 비타민DVitamin D total 수치는 30~100ng/ml가 정상이다. 햇빛을 자주 보지 못하면 30ng/ml 이하로 떨어질 수 있다.

비타민D 수치가 낮게 나타나면 당장은 증상이 없더라도 훗날 문제가 생길 수 있다. 과거에는 비타민D가 부족하면 뼈의 변형과 성장장애를 일으키는 구루병rickets이 발생한다고 했지만 요즘 그렇게 심한 사례는 보기 힘들다. 대신 골다공증이 더 빨리 오거나 이미 있는 골다골증이 악화될 수 있다. 요즘에는 뼈 외에도 여러 질환과 연관성이 있다는 연구 결과가 나오고 있다.

문제는 증상이 없어서 경각심을 갖기 힘들다는 것이다. 비타민D 수치가 낮다면 햇볕을 자주 쬐고 비타민D가 풍부한 연어, 고등어, 꽁치, 갈치, 청어 등을 먹도록 하자. 또한 의사와 상담해 적절한 용량의 비타민D를 복용하자.

완벽한 의료 시스템을
꿈꾼다면

코로나19 팬데믹pandemic(전 세계적인 유행) 가운데 우리나라의 높은 방역 수준에 대해 각국의 칭찬이 자자하다. 이는 국민들이 방역 수칙을 잘 지킨 결과이자 질병관리본부를 포함한 방역 당국과 최전방에서 헌신적으로 진료한 의료진의 노고 덕분이다.

이번 코로나19 방역뿐 아니라 우리나라 의료 시스템에 대한 해외 보건학자들의 평가는 대개 후한 편이다. 적어도 내가 만나본 보건학자들은 그랬다. 대표적인 인물이 미국의 스티븐 쇼텔Stephen M. Shortell 교수(UC 버클리 보건대학원)다. 그는 우리나라 보건제도가 대체로 효율적이라고 했다.

거시적인 통계를 보면 쇼텔 교수의 주장이 맞다. 미국은 의료비 지출이 GDP(국내총생산)의 18%에 가까운데 우리나라는 그 절반에도 미치지 않는 8.1%다(2018년 통계청). 그럼에도 대표적인 건강 지표인 기대수명은 82.7세로 미국의 78.54세보다 높고(2017년 세계은행 통계) 저체중 출생아와 영아 사망률도 경제협력개발기구OECD 국가들과 비교했을 때 상당히 양호하다(2019년 OECD Health).

이 결과만 보면 우리는 무척 행복한 의료 환경에서 지

낸다고 할 수 있다. 그런데 우리는 그렇게 느끼지 않을 때가 더 많다. 환자들은 지나치게 영리를 추구하는 (일부) 병원에 불만을 갖고, 의사들은 박리다매 형태로 진료할 수밖에 없는 의료 현실을 비판하면서도 (일부 의사들은) 경제적 이득을 위한 새로운 비급여 아이템 발굴에 여념이 없다.

왜 이런 상황이 이어지는 것일까? 많은 의사가 의료를 아는 정치인이 없기 때문이라고 생각했다. 나도 그렇게 생각했다. 그런데 어느 날부터 의사 출신 국회의원이 여러 명 나왔다. 그러나 대한민국 의료 현실이 이전보다 긍정적으로 변화했다고 보기는 어려울 것 같다. 오히려 단순히 인기에 영합하려는 정치인 때문에 더 혼란스러워진 면이 크다.

그나마 다행인 것은 정치인이 국민 눈치는 본다는 것이다. 국민이 이상적인 보건의료 시스템에 관심을 가진다면 정치인도 그에 맞춰 공부를 하게 되지 않을까? 《혼자서도 병원비 걱정 없습니다》가 보건의료 시스템에 대한 사람들의 관심을 조금이라도 끌어내길 바란다. 그렇게 된다면 이 책을 쓴 작은 목적은 이룬 셈이다.

안타깝게도 완벽한 보건의료 제도는 현실에서 존재하지 않는다. 각 나라마다 병원에 대한 인식과 의료 이용 행태뿐 아니라 제도도 다르기 때문이다. 조금이라도 더 나아지려고 노력하느냐의 차이가 있을 뿐이다. 코로나19 팬데믹은 우리 사회에 불행한 일이지만, 보건의료 시스템이 얼마나 중요한지를 널리 알렸다. 여기에 우리의 시선이 더해진다면 더 나은 보건의료 환경을 만들 수 있다. 완벽한 보건의료 시스템의 출발은 작은 관심에서 시작된다고 믿는다.

수많은 건강서가 나오고 있지만 의료비용을 큰 주제로 삼은 책은 《혼자서도 병원비 걱정 없습니다》가 유일하지 않을까 싶다. 의료비용은 고정되어 있지 않을뿐더러 이해하려면 의료 제도를 알아야 해서 글로 풀어나가기 까다롭다. 쉽지 않은 일을 해낸 양광모 교수에게 축하의 인사를 전한다.

신뢰할 수 있는 건강 정보를 객관적으로 짚고, 여러 교수의 감수를 받은 것도 눈여겨볼 부분이다. 책을 읽다 보면 건강문해능력Health Literacy이 자라는 것을 확인하게 될 것이다. 건강을 지키기 위해 영양제를 사기보다 이 책에 투자하기를 권한다. 그럴 만한 가치가 충분하다.

최연호 성균관대학교 의과대학 학장

건강과 질병에 관한 의학정보는 주위에 차고 넘치지만, 정확한 내용일수록 이해하기 어렵다. 이 책은 병원에 갈 일이 생기기 전에 미리 알아두면 좋은 내용을 한눈에 볼 수 있도록 정리해놓았다. 무엇보다 권하고 싶은 부분은 성인 예방접종과 건강검진이다. 간단한 주사로 몇 가지 암을 평생 예방할 수 있는 HPV 백신은 정말 편리하고 안심할 수 있는 백신이다. 또한 젊은이에게 건강검진을 권하는 이유는 심각한 질병을 의심해서가 아니다. 정상에서 벗어난 약한 부분을 조기에 진단받음으로써 훗날 나이가 들었을 때 더 큰 병으로 진행하는 것을 막기 위해서다.

건강과 안전을 위해서는 비용이 드는데, 기존 건강서들과 달리 이 책은 사례별로 의료비를 알려준다. 특히 시사성 기사를 곁들여 설명해주는 점이 좋다. 스스로 준비하는 건강생활을 위해 곁에 두고 거듭 읽어야 할 기본서로 추천한다.

최윤호 삼성서울병원 건강의학센터장
대한종합건강관리학회 명예회장

건강을 지키려는 행동을 저해하는 것 중 하나가 바로 비용이다. 이 책은 의료비용에 대한 근거 자료와 신뢰할 수 있는 건강 정보를 함께 제공한다.

김형진 성균관대학교 의과대학 의료인문학교실 교수

모든 연령대를 포괄하는 정확한 건강 정보와 질병 현황을 담고 있는 책이다. 마지막 책장을 넘기면 우리나라 의료 제도를 다시 한번 생각해보게 될 것이다.

조희연 삼성서울병원 소아청소년과 교수

의사도 의료비용에 대한 정보를 모두 알기는 불가능하다. 건강보험심사평가원 자료를 일일이 찾아 책을 완성한 저자의 노고에 박수를 보낸다.

이승화 삼성서울병원 순환기내과 교수

우리나라 의료비 체계와 현실을 다룬 가장 친절한 책이다. 현명하고 합리적인 의료 소비를 원한다면 반드시 봐야 한다.

이세욱 삼성서울병원 응급의학과 교수

이 책은 의료비용뿐 아니라 영양제, 피부 미용, 난자 보관, 성병과 피임, 건강검진 등 흥미로운 주제를 두루 다룬다. 유명 의학 블로거이자 보건의료전문지 편집장을 지낸 저자의 저력을 느낄 수 있다.

신동욱 삼성서울병원 가정의학과 교수

의료비에 대한 거시적 관점과 미시적 관점을 모두 아우르는 책이다. 의료비가 어떻게 구성되고 쓰이는지 파악함으로써 개인적인 차원에서 의료비에 대비할 지식을 얻을 수 있을 뿐 아니라 우리 사회의 단면도 엿볼 수 있다.

박정찬 삼성서울병원 마취통증의학과 교수

혼자서도 병원비 걱정 없습니다
뜻밖의 병원비에 대처하는 건강관리와 의료비용 가이드

초판 1쇄 2020년 5월 20일

지은이 양광모

펴낸이 김한청
기획편집 원경은 이한경 박윤아 이건진 차언조
마케팅 최원준 최지애 설채린
디자인 이성아

펴낸곳 도서출판 다른
출판등록 2004년 9월 2일 제2013-000194호
주소 서울시 마포구 동교로27길 3-12 N빌딩 2층
전화 02.3143.6478 **팩스** 02.3143.6479
이메일 khc15968@hanmail.net
블로그 blog.naver.com/darun_pub
페이스북 /darunpublishers
인스타그램 edit_darunpub

ISBN 979-11-5633-279-4 13510